U0138557

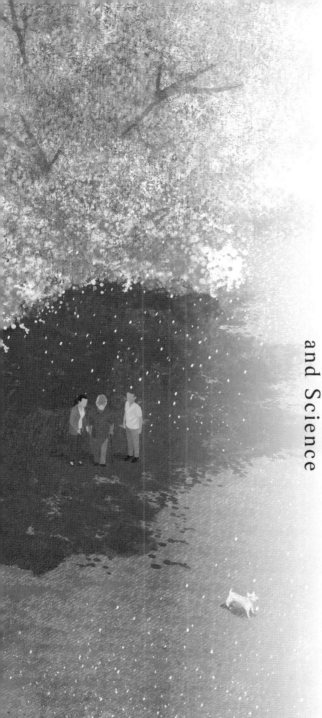

多蘿西・林希康 (Dorothy Linthicum)
珍妮絲・希克斯 (Janice Hicks)

著

游紫萍 譯

徐文俊
吳炳偉 審訂

恩典依舊

上帝眼中的失智者

Redeeming Dementia:
Spirituality, Theology,
and Science

對《恩典依舊：上帝眼中的失智者》的好評

　　這本書深刻有力地重新勾勒失智症的本相，再次教育並喚醒大眾，名為失智症的疾病，實際上並未讓人喪失心智，也沒有讓失智者因此無法跟其他人一樣維持與上帝的關係。當我們認定失智者沒有什麼可與我們分享或教導我們時，其實是我們這些所謂健康的人喪失了心智。這本書是愛的心血結晶，也是獻給所有上帝子民，在牧靈和神學方面極為重要的禮物。請不要邊讀邊哭泣——在閱讀時，請學習理解，失智者也有能力表達他的愛。

　　　　——凱瑟琳・傑弗茲・肖里（Katharine Jefferts Schori）
　　　　牧師，The Episcopal Diocese of San Diego 助理主教及
　　　　The Episcopal Church 前任主教

　　希克斯和林希康一針見血地點出，失智症本身也是弔詭的神學問題。她們結合現代學術、生活經驗和當前最佳的醫療，挑戰教會去重新反思人的本質。她們的結論是正確的：「透過了解，並欣然接受失智症蘊含了救贖的特質，我們才能在生活中看到上帝救贖的大能。」

　　　　——大衛・普林若斯（David Primrose）博士暨牧師，
　　　　Diocese of Lichfield, The Church of England 更新社區
　　　　事工總監

《恩典依舊：上帝眼中的失智者》談到個人經驗，既務實又具有深刻的意義。多蘿西・林希康和珍妮絲・希克斯以失智症照護專家和神學家的身分，現身說法，分享了她們的智慧，讓人更明白上帝無所不包的愛。她們務實的觀念，為如何對失智者和他們的照顧者給予更好的支持，並與他們建立健康的關係，提供了最佳的示範。她們與父母一起走過人生旅程的故事，親自驗證了這本書的精闢見解。這實在是一本值得一讀的佳作！

　　——凱西・貝瑞（Kathy Berry），牧師及《言語不及處》
（*When Words Fail*）的作者

　　這本書告訴我們，身為朋友、家人、關懷探訪的牧者和會眾，如何與失智者建立恩典滿溢的關係。透過這些關係，我們得以增進自己與上帝的關係。林希康和希克斯提供了她們精心整理的專業資訊，輔以穩固的神學基礎，幫助讀者克服可能的障礙，全然投入照顧失智者的事工。

　　——戴・史密斯・普里查特（Day Smith Pritchartt），
Espicopal Evangelism Society 執行董事

目錄

推薦序一　與失智者共舞

王道玥／台北新城市教會主任牧師

　　首先，對於我所具有的雙重身分——一位照顧無法滿足自己需要的失智者家屬，和一位對需要者給予上帝所喜悅之牧養的牧者——來說，能閱讀本書是上帝極大的憐憫與恩典。本書從靈性、神學和科學的角度，整合了當事人、家屬及照顧者的那些錯綜複雜、不能說清楚，甚至不能明白的思維、情緒、感受，使我們知道，如何在失智症的困境中找到出路。書中所提供的知識與觀點，的確能夠解決你我的困惑。

　　人生的旅程有起點，也有終點，無人例外。失智者發病後就不會再好起來，那種看著自己逐漸失去能力、與真實世界脫節而不能恢復的光景，誠然叫人悲慟。失智者從知道自己罹患失智症開始，就注定要經歷一場很難調適的旅程。只有我們願意起來扮演幫助者的角色，才能使他們從驚恐、絕望的光景中找到平安。

　　當世人執著於「擁有」才是幸福，才是成功，才是榮耀的觀點，這對任何一個受失智症風暴波及的人來說，都將無比沉重。

人的價值不會因疾病而改變

聖經上說，我們是按著上帝的形像造的（創世記 1:26-28），上帝因愛而創造人。上帝對人有計畫、有目的，祂把管理的能力賜給我們，讓我們生養，並且能夠管理這地的受造之物。一個被上帝使用的人，會為周圍的人帶來很大的祝福，而這一切乃是透過成為一個「幫助者」而完成的。當我們在上帝的愛中起來「利他」，這必顯出上帝的榮耀。我們正是領受祝福、並且給予祝福的人。

神就是愛，祂是豐盛的神，祂供應我們的需要，直到滿溢出來。我們的價值並不會因為疾病而改變。當大腦退化而減少了心智的活動，上帝仍有所有權。祂早已賦予我們價值，祂說，我看你為寶為尊（以賽亞書 43:4）；我以永遠的愛愛你，因此，我以慈愛吸引你（耶利米書 31:3）。「永遠」就是恆久不變，永不止息。上帝的愛使祂不放棄任何一個人。

聖經中記載，一位律法師問耶穌如何得到永生。耶穌的回答是「要全心全意愛神，並且要愛鄰舍如同自己」。這個律法師就問耶穌：「誰是我的鄰舍呢？」耶穌告訴他好撒瑪利亞人的故事。耶穌細細描述那撒瑪利亞人一連串的行動。那被強盜打得半死的人躺在地上，只能被動地等待救援。祭司和利未人走過去了，顯然傷者對他們而言無足輕重；但是，那個撒瑪利亞人看見了這個傷者的價值、

活著的寶貴。他停下來，靠近他；蹲下來，觀看他；倒上油和酒，包裹傷處；扶他起來，騎上牲口；為他預備養傷之處，託人照料，直到痊癒。一個撒瑪利亞人為不認識的落難者擺上金錢，付出時間，修改行程，為他做最好的安排，並應許負責到底。耶穌為鄰舍所下的定義，就是能夠動慈心、好憐憫，看他人的需要如同自己的需要的人。耶穌告訴那律法師：「你去照樣行吧！」原來，永生就在那憐憫之愛中（路加福音 10:25-37）。

耶穌也講過一個失羊的比喻，讓我們思考靈魂的價值（路加福音 15:3-5）。牧人不會因為已經有了九十九隻羊，而放棄尋找那隻失落的羊。因為，那隻迷失的羊有牠獨特的價值，無可取代，不會因為牠是少數，生死未卜而被放棄。沒有哪一隻羊會因為太軟弱而被邊緣化。耶穌告訴我們，那失落的羊，不但要被尋找，還要被醫治、被纏裹、被領回。

上帝的愛沒有偏見

耶穌知道自己離世歸父的日子到了，祂既然愛世間屬自己的人，就愛他們到底（約翰福音 13:1）。即便門徒不完全，有背叛的、否認的、離開的、不信的，耶穌仍堅定地為愛而走上十字架的道路，祂為我們的罪做了挽回祭（贖罪、抵償）。所以，神的憐憫之愛不但眷顧我們身體的需

要，也在乎我們心靈的需要。在人生命中所沒有的赦罪之恩與赦罪的權柄，父神已經藉著耶穌基督賜下了（約翰福音20:23）。因此，當我們面對一位失智者，除了照顧他生活中的需要，我們還可以說出柔和、體貼、同理的話，釋放出饒恕的大能。

上帝的愛沒有偏見，任何人都可以領受。一個得自由、釋放的日子，可以出現在一個人一生中的任何時刻，任何人都能從救恩及肢體之愛的關係中得好處，失智者應當享有這樣的權利。

當我們不了解失智症及失智者時，我們會誤以為失智的確診，就是宣判死亡。因此，我們會陪伴、溝通、滋潤、探訪那些一般的疾病患者，卻在失智者大腦退化的旅程中缺席，以致於我們在誤解中錯失與他們真心交會的時刻，使他們面對不能逆轉的疾病，孤寂而終。本書提醒我們，失智者仍保有自我與靈性經驗，因此我們應當如同關顧照護常人一般地對待失智者。

人的軟弱彰顯上帝的恩典

或許我們會問：失智者存在的目的為何？人存在的意義，不是因為有可利用的條件，而是在與人的互動中能夠彰顯出上帝所喜悅的特質。因此，任何一方有軟弱，並不

會失去上帝的同在。在人的有限與軟弱中，上帝充分遮蓋我們的不足之處，反倒顯出祂慷慨且豐沛的恩典。

失智症海嘯如同一場戰爭，以目前的醫學進展尚不足以斥退這場海嘯。雖然如此，我們仍當奮勇向前，使用上帝所提供的資源，以及召聚一群懷有堅定不移之愛的人，持續在上帝的憐憫之中陪伴、幫助、理解失智者，使我們看見自己與他人能夠從無奈、無助與羞辱的光景中被救贖出來，進入彰顯上帝榮耀的層次。

失智症雖是我們不樂見的，但上帝仍藉著它轉動我們的世界，使驕傲者承認人有所不能，使謙卑者在絕望中看見上帝的恩典數算不盡。同時，正如人生中一切的苦難背後，總是藏著祝福，在上帝國中的智慧、財力、知識、能力、人力、資源、憐憫之愛，正藉著失智者被釋放出來。

活出上帝所給的劇本

保羅說：「我們成了一台戲，給世人和天使觀看。」（哥林多前書 4:9）

基督徒活著是有目的、有使命的。我們活在這世界，上帝給了我們一個劇本，每個人有自己的角色，我們可以照著演，整齣戲就井然有序；我們也可以自己演自己的，

那就是偏離原來劇本，結果造成每一個角色都無所適從。不可否認的，這是一齣不容易演的戲。隨著患者病情的演變，我們的生活會失去更多的自主性，我們的耐性、時間、個人的意志都在接受考驗。所以，我們所看見的那幅榮耀彰顯的圖畫，其實也是一幅背起十字架走苦路的圖畫，滿是沉重、淚水、疲倦、鞭傷、掙扎。我們能夠堅持，因為祂是天天背負我們重擔的主，是拯救我們的上帝（詩篇68:19）。

在客西馬尼園中，耶穌放下自己的意思，而照父神的意思行（馬太福音 26:39）。至終，祂從死裡復活，得著了最大的榮耀。因此，唯有來到上帝面前全然降服，放下自己的意見，讓上帝以祂的眼光、祂的心意來帶領我們突破失智症的困境，我們才能經歷萬事互相效力的益處（羅馬書 8:28）。

讓我們與失智者共舞，在愛的呼喚中演一齣與上帝、與人生命交流的戲。我們與失智者可以同奔天路，同得獎賞，同得榮耀！

推薦序二　渴望回家

何宗杰／浸信宣道會聯合會會長、武昌真光教會主任牧師

　　身為一位牧者，也曾是一位失智症患者的家屬，在牧養生涯中也接觸到越來越多的失智症病例；多年來陪伴許多年長者行完他們生命的旅途，從這些過程受到無數的啟發與美好的生命學習。這一切都讓我更加敬畏那位賞賜生命氣息的造物者，也更多尊重每一個受造的生命靈魂，越發明白成為「有靈的活人」和「得稱為神兒女」，是何等值得珍惜！

　　有幸拜讀《恩典依舊：上帝眼中的失智者》，不但幫助我重整那些年照顧失智症母親的心路歷程，以及所遭遇過的挫折與困惑，更藉著此書得著更深刻的理解與激勵，讓我在陪伴和扶持教會內、外的失智症患者與家庭時，有一份更深的愛和了解。

　　藉著這本書，彷彿讓我重修了一次教牧關顧學，是我以前無法學習到的！尤其書中探討「關於人的神學」以及「關於失智症的神學」，更是自己當年接受神學裝備時未能深入探討或學習的主題。作者在書中多處引用大衛·凱爾西的論述，提供了許多教牧人員除了教義學和系統神學之外，對於「人」的牧養所需要思考的寶貴觀念。因為我們蒙召固然是

為了服事神，但更多時候，我們是蒙召與主同工，去服事那些神所愛的「失喪靈魂」、「失智者」；因此我們如何看待人、了解人的重要性，其實並不亞於我們對教會傳統神學與宗教知識的認知！當我們把教會經營和教會建造的重要性置於牧養人及靈性關顧之上時，有可能在不知不覺間，就失落了起初的呼召、離開了本位的事奉！

書中第五章談到，老化與靈性對於年長者的福音工作與牧養關顧，有些很重要的提醒，其實教會的樂齡事工真的需要更細膩、更用心的設計與投入；絕非只能提供「纏補性」服事，更不是消極的「托老」服事，而是幫助這些歷經生命滄桑的年長者，找著他們生命可以信靠、歸屬的立足點！畢竟整個教牧事奉的核心，就是我們與神、與人的關係！

書中第六章、七章分別談到「接納失智者」和「服事失智者」，是非常實用的篇章，能幫助我們從態度、知能與職能都有所學習。而在本書最後的結論中，作者提到：「渴望回家」是失智者共同的意念，其實那不就是「每一個失喪的靈魂」共同的渴慕與追求嗎？套用作者所說：「若我們將恐懼擱置一旁，就更容易在周圍的每個人身上，找到基督⋯⋯。」

我相信透過這本書，必定能激勵我們用一顆謙卑的心，去服事失智者和他們的家人，如此將會使你我得著更多從神而來的生命智慧！我極力推薦這本好書！

推薦序三　失智後，靈命依然奇妙地成長

林瑜琳／前衛理神學研究院院長

感謝上帝！這本書，兼顧了最新相關的腦神經科學和靈性議題，是當代有關失智照護值得一讀的好書。

作者之一的多蘿西在照顧失智父母的經歷中，激起對失智者的憐憫，和對失智症研究的熱情，祝福了許多人。她對父母的愛，跨越了與父母因為腦部障礙所造成的隔閡，她持續思考著父母親內在的狀況，從不同的情境中去理解，努力尋找父母依然存在著的「自我」——不被腦部疾病打敗的自我；進而展開了對「人的自我」的研究，與各樣對自我的詮釋，介紹了多種理論，各有其論點。作者以較多篇幅介紹了以關係神學導向的神學，其他的神學看法雖然介紹不多，但卻都很重要。基本上，在認識上帝和人方面的範疇，是相當廣大的，若只限於某種神學觀點，難免忽略某些重要的部分，或產生與聖經人論矛盾之處。聖經涵蓋了整全人論，對於聖經的整全運用，認識人的結構與上帝造人的目的，更是關係神學的基礎。

作者在個人和教會對於失智者的照護，提供了許多很好的建議。例如，在設計新的事工之前，要先根據教會的

會友、地理位置、歷史和信念來確認其特色。此書的背景所指的老年或失智的母群體,與台灣並不完全相同。美國老年人信主的比例,比台灣的老人多些,而台灣社會對於人倫互動與感受,也有我們文化的獨特性。因此,作者所提到的一些老年人發展數據的現象,並不一定與台灣老年人完全吻合,例如,書中提到有研究顯示,高齡與正面情緒有關等。建議讀者在閱讀時,偶爾可以站在這個小小的距離。

我自己在照顧母親失智的十二年裡,三一上帝對母親是最大的幫助,也是對我最大的拯救。經常在遇到溝通或其他無能為力的挫敗時,邀請她和我一起出聲禱告,總能進入主耶穌寬廣的道路,除去人無法處理的障礙。尤其是每次到教會中敬拜,她的靈就得以重新復甦——非常感謝教會對於失智者參加禮拜的種種不方便所給予的接納。而母親在這段失智的歲月裡,她的許多小時候與成人後的傷,都因著失智而呈現出來,並且藉著禱告,被主耶穌一件一件地醫治了。母親在失智後的靈命奇妙地成長著。我也將過程記錄在《銀色靈修》這本書裡。保羅說:「我知道怎樣處卑賤,也知道怎樣處豐富;或飽足,或飢餓;或有餘,或缺乏,隨事隨在,我都得了祕訣。我靠著那加給我力量的,凡事都能做。」(腓立比書 4:12-13)是的,無論何景況,我凡事都能活出主要我活出的樣式,有智慧、謀略、知足

與平安。

　　感謝天父！天父所創造的人的榮耀尊貴之處，包括失智者，是他裡面像耶穌的地方——就是上帝的形像樣式！這永存不會消失，也是藉此與上帝產生關係連結之處。我們在旁邊的人，可以不斷地引導他和主耶穌連結，因為他有時候會忘記要連結，而只要被輕輕提醒，他就進入與上帝的關係裡。你會很驚訝，帶領失智的人向耶穌誠摯地禱告與成為天父的兒女，經常比一般人要容易許多，可能因為他們的自我，對於生命的真相有更深的認識了吧。對於失智者的生命，我們充滿盼望，一起領受主所賞賜的同在與智慧！

推薦序四　上帝在每個人身上都有獨特計畫

湯麗玉／社團法人台灣失智症協會秘書長

感謝上帝奇妙的帶領！回想 1989 年上帝透過一篇報告吸引我走入失智領域，而現在讀到《恩典依舊：上帝眼中的失智者》這本書，感覺實在太神奇了！這歷程讓我學到一件事——上帝在每一個人身上真的都有獨特的計畫。

2017 年 7 月出國開會，返台時在阿姆斯特丹機場轉機，我走到登機口附近，發現還有一些時間，就去逛商店，等差不多時間再回到登機門。當我再回到登機門時，我嚇到了，不敢相信我的眼睛——「我的班機已經起飛了！」天啊！這樣的事情怎麼可能發生在我身上呢？三十多年來經常搭機出國，怎麼可能人在登機門附近卻錯過班機呢？當下覺得好丟臉啊！在心裡下了決定，絕對不讓任何人知道，會被笑死！太丟臉了！

可是，接下來怎麼辦？我從沒碰過這樣的狀況啊！很著急！到處詢問，終於找到可以安排其他班機的窗口，仍是很著急，擔心沒班機或要等很久，好不容易安排好最近的班機，要等 12 小時之後才能登機。天啊！12 小時！很不甘願，我開始呼求「主啊！祢把我關在機場 12 小時是為了

什麼呢？」「主啊！我相信凡事都有祢美好的旨意，但我被關在機場 12 小時是為了什麼呢？我欠了神什麼？」一會兒，腦海中閃出「瑞智友善教會手冊」。

計畫中原本安排在年底完成這手冊，難道神要我提早執行，在九月國際失智症月推出？「主啊！是這樣嗎？」一面在心中禱告，一面找尋棲身之所，已經晚上十點了，機場裡空蕩蕩的，有點害怕，到處走，想找尋一個安全、而且有電源及桌椅的地方過夜。邊找邊禱告，心中慢慢定下來，似乎神要把我關在機場完成友善教會手冊，從神的眼光來看，這應該是神喜悅的，而且 12 小時扣除睡覺似乎還夠完成草稿，心想好吧！就試試看……但仍不太確定。

找好桌椅，打開筆電上網，不知為何點開電子信箱，收到一封不知是誰的來信，一看，天啊！是一位只見過一次面的傳道，竟然寫信給我，「求神賜湯秘書長力量、智慧在所有為主名的事務上，堅立妳手上的工，用荊棘的籬笆護衛你和家庭，在失智家庭的服事中為福音鬆土，神的同在是力量的來源，禱告奉耶穌的名……」我當場眼淚掉下來，全人全心俯伏在神面前。我向神認罪，不該輕看友善教會手冊的重要性而安排在年底完成。好！我努力把握在機場這 12 小時來完成。時間雖已近午夜，但此刻的我精神抖擻，戰鬥力十足。感謝主！登機之前，完成了約九成瑞智友善教會手冊，返台後再補充一些內容及照片，並請牧者

們協助檢視，於九月國際失智症月，依神的時程出版了！

讀《恩典依舊：上帝眼中的失智者》這本書，心中一直「阿們」！非常確認神對失智者的愛，與對我們每一個人的愛是一樣的；確認失智者在教會裡不但要被接納，更要被尊榮；確認教會要學習「瑞智事工」的各項裝備；確認神是昔在、今在、永在的神。

審訂序一　「別怕」失智！

吳炳偉／美國矽谷 @Cloud 領袖學院創辦人，美國 Theology of Work 董事，台北靈糧神學院老師

　　這本書英文名是 Redeeming Dementia！作為牧師，雖然對 Dementia「失智」外行，但這本書提醒我「失智」實際上並未讓人喪失心智，也沒有讓失智者因此無法與其他人一樣，維持與上帝的親密關係。牧師所知道的是 Redeeming「救贖」，然而，本書探討「救贖」與「失智」本身是個弔詭的神學問題，但作者以個人經驗描述，既務實又有深刻的意義。

　　什麼是 Redeeming「救贖」？神差其獨生愛子耶穌基督以「道成肉身」降臨世上，並為全人類釘十字架受死，以其寶血作人類的「救贖」。羅馬書 3 章 24 節說：「如今卻蒙神的恩典，因基督耶穌的救贖，就白白的稱義。」由此可見 Redeeming（救贖）乃基督的主權，不會因為一個人得了「失智」（Dementia）而有所差別！

　　作者在本書第四章談到「關於人的神學」，將焦點從一個具有特定屬性的個人，轉移到一個與神有關係的個人。約翰福音 3 章 16 節說：「神愛世人，甚至將祂的獨生子賜給他們，叫一切信祂的，不至滅亡，反得永生。」

Redeeming（救贖）乃天父的愛，無關乎一個人是否「喪失認知能力」的 Dementia（失智）！

作者在本書第五章談到「老化和靈性」，老化乃人身體的必然現象，然而研究發現，失智背後憤怒猜疑的負面情緒，有些是源自於過去生活中累積的不滿情緒與誤會。正如申命記 33 章 25 節說的：「你的日子如何，你的力量也必如何。」一個人年老時，只要他屬靈日子過得堅強，他的力量就跟年輕時一樣，沒有衰減！

本書作者的核心信念在闡述，人之所以為人是因為神與人建立了關係。既然如此，我不禁反問：有誰在乎年輕時期的「智商」，在乎年老時期的「智力」？哥林多前書 1 章 21 節說：「世人憑自己的智慧，既不認識神，神就樂意用人所當作愚拙的道理，拯救那些信的人；這就是神的智慧了。」誰比較能接受「愚拙」的道理？「失智的人」或「智慧的人」？神的智慧極其難測！

這是非常值得一讀再讀的好書！作者的結論是「在失智中找到神」，這無疑是一針強心劑！「失智」絕非「神學」疾病，喪失記憶也絕非「失去自我」；人不僅是成堆的「人生的記憶」，更是成堆的「神愛的經歷」。馬太福音 14 章 27-28 節提到，耶穌說：「放心；是我，不要怕。」彼得說：「請叫我從水面上走到你那裡去。」耶穌說：「你來吧。」親愛的，「別怕」失智！主啊，請對我說「你來吧」！

審訂序二　依然美好與成為美好

徐文俊／台灣失智症協會理事長・瑞智社會福利基金會董事長暨執行長・桃園長庚失智症中心主任

失智症與失智者

　　了解失智「症」與失智「者」是兩件不同的事，並不容易，但可能是翻轉對失智症誤解（尤其是污名化）的關鍵點。

　　失智症，是因為腦部疾病帶來了認知功能[1]的障礙。認知功能是我們與外界溝通的能力，也是使我們在面對外界事物時足以解決問題，以達到某目的的能力（目標導向行為；goal-directed behavior），此目標包括覓食、溝通、繁殖；而人也因此能創造、思考、思辨。

　　失智症會讓一個人（失智者）與外界發生阻隔，使得我們看待失智者時，像霧裡看花；更糟糕的是，會使得我們在觀察失智者時，只看到表面上的認知障礙與精神行為問題，導致我們對於失智者產生很多的誤解。湯姆・齊伍德（Tom Kitwood）以「惡性社會心理（malignant social psychology）」來描述這些誤解，就像人很難理解自己與他人，齊伍德的描述非常恰當，尤其是當人們還以為自己很

「懂人」的時候。所以，認識失智**症**得先從認識人開始。要認識人，先從認識自己開始。

神經科學、哲學與神學

此書首先從一般人（包括教會）對於失智症的誤解切入，再讓讀者了解大腦的運作模式，認識認知功能（<u>神經科學</u>）。自古希臘時代以來，許多哲學家致力於此，譬如柏拉圖、笛卡爾（<u>哲學</u>），都在探討人之所以為人、自我與意識的議題。在近代，科學家更想要透過解剖、化學、神經網路的發現來理解這些議題（<u>神經哲學</u>）。當然到目前為止，理論還十分不足，需要更多的研究工具開發與科學發現。

然而，人的本質，並非單單如笛卡爾所說的「我思故我在」。譬如，聖經裡提到聖靈的果子有仁愛、喜樂、和平、忍耐、恩慈、良善、信實、溫柔、節制（加拉太書5:22-23），也提到情慾的事，如姦淫、污穢、邪蕩、拜偶像、邪術、仇恨、爭競、忌恨、惱怒、紛爭、嫉妒等等（加拉太書 5:19-21）。這些特質，如何以神經科學解釋呢？或許科學家發現靈魂有磁場的效應，證明靈魂的存在，但是在科學的範疇中，仍有太多東西無法透過測量、分析等方法來解釋。因此，南西・墨菲（Nancy Murphy）強調「有靈的身體」，是諸多歷代學者討論「靈魂、心靈、自我」的重點

之一（神學）。

失智**症**，就是一個在神經科學、哲學與神學交會的疾病。筆者相信，透過這樣的理解，可以讓我們學習到失智**者**的困難之源由，進而學習到我們為何很難理解失智**者**。而這應當也是本書的作者多蘿西・林希康與珍妮絲・希克斯撰寫此書的原因吧。

記憶是奇妙的創造

失智**症**是一類疾病，就像腦中風或其他疾病一樣。但是，罹患腦中風的人，外表上看得出一邊的手腳無力、步伐不穩，因而我們知道如何幫助他（譬如，攙扶他、使用輪椅協助）。但是，若是左大腦中風的病患，合併失語症呢？失語者無法理解別人說的話，或是無法清楚表達自己的想法，身邊的人跟他的溝通，可能就無法順暢，彼此容易產生些許誤會（想想看，兩個「正常人」溝通時，都可能彼此誤會了）。

因此，接待認知障礙者與肢體障礙者有很大的不同，更何況是失智**者**，他們表面上與一般人沒有兩樣呢。更進一步說，失智**症**與腦中風不同處，在於大部分患者之病程都是緩慢惡化，失智**者**沒有明顯立即可以被辨別的困難；相對地，腦中風大部分是突然發生，多會有明顯的症狀，

尤其是肢體無力、複視、步態不穩等等。

而失智**者**的失智**症**病情卻往往因緩慢進展，易被家人忽略。相信失智**者**在病情之極初期一定可以感受到自己在處理事務的困難，而且努力克服（以致於不夠細心的家屬無法觀察），但漸漸地失智**者**失去了克服困難的能力，也失去了病識感。這時候，家屬才發現病情嚴重了。

記憶是奇妙的創造。很多人都聽過〈我願意〉[2]這首歌，它的前幾句就把記憶作了註解。

> 思念是一種很玄的東西 如影隨行
> 無聲又無息出沒在心底
> 轉眼 吞沒我在寂寞裡

思念指的就是在記憶中倘佯，讓我們在剎那間漫遊在不同時空當中。想想看，當你啜飲一口咖啡，閉上眼睛，回到十八年前，坐在巴黎聖母院旁的咖啡座喝著咖啡，欣賞著塞納河畔來往行人，十分愜意自在。法國的文學大師馬塞爾‧普魯斯特（Marcel Proust）在他的代表作《追憶似水年華》中，用熟悉的茶香與混雜著瑪德蓮蛋糕碎屑香甜，喚起一連串已被束之高閣的兒時記憶。這段關於氣味、嗅覺與記憶的文字記憶現象，心理學家甚至以「普魯斯特現象」稱之。

失智者遭遇的認知功能障礙，初期最常見的就是短期

記憶力差，也就是對於現在是何時、在哪裡、剛剛從哪裡來、做什麼事、待會兒打算去哪裡，一片空白；而且這些訊息根本不存在於記憶之河中，並非在記憶之河「遺失」，因為遺失指的是東西是存在的、還有可能找回。失智者的困擾是，這些原本要成為記憶的內容，在腦中卻是空白的。想像一下，當你閉起眼睛，藉著咖啡香回到十八年前的巴黎或是童年時光（長期記憶存在），儘管這些記憶是美好的，張開眼睛後，你卻不知身在何處、現在是何時（短期記憶不存在），一定會感到不安。如果這樣的事頻繁發生呢？若連結上的是不悅的記憶，你的情緒被挑起，氣憤或傷心不已呢？再加上無法銜接現實帶來的不安呢？你身邊的人（尤其是親密的家人）看到你突然而來的情緒，他能理解嗎？能接納？能安慰你嗎？

2020 年的劇情片《父親》[3]，主角安東尼是一位失智者，被「困在時間」當中（指無法回到現實的當下）。劇中用手錶、雞肉、家中擺飾來詮釋失智者在記憶連結上的困擾，甚至是害怕。更因為認知功能差，用自己理所當然的邏輯串聯出似是而非的事情，形成妄想，帶來更多與周遭人事物關係的緊張。許多影評把此部電影形容成驚悚片，毋寧就是要描述這些不安與恐懼，也讓我們體會失智問題帶給家屬（主要是女兒安妮）的困惑，甚至關係的緊張、破壞。

失智者的認知功能產生問題時，時間、地點無法延

續，不連續性讓他們迷惑，就像是一艘漂浮在茫茫大海中沒有錨與舵的船。劇中安東尼悲傷挫折地問自己：「我到底是誰、為什麼事情變得這麼複雜……」，到後來他像個小孩哭著找媽媽，這反映失智者對愛、安全感的基本需求，跟任何人一樣，完全沒有差別。因此，失智者需要上帝，成為他的錨與舵；他們需要愛，跟一般人是一樣，或是比我們更需要！

重現失智症的風貌

本書英文書名是 Redeeming Dementia，直覺會翻譯為「救贖失智症」。但是，在信仰中，我們說的救贖，乃是神在罪中將人拯救出來，照理說，應當是要用「救贖失智者」。因此，我們需要重新檢視 redeem 這個字：deem 是「視為」、「看待」，re-deem 可以翻譯為「重新看待」。也就是，當神把人從罪中救贖出來，是要讓我們成為全新的人；表明神的眼光是要我們重新看待這個人。譯者原本將書名翻譯為「重現失智症的風貌」，筆者覺得恰如其分，佩服她的見地。此看法正好與 DAI [4] 的口號「看見失智者，不是失智症（See the Person, Not the Dementia）」吻合。

此書原文書名副標是「靈性、神學與科學」，作者以她們認為的重要性來排序。因此，不論舉證多少神學家與

哲學家的灼見、科學家的發現，前者仍舊只是人對人的看法；後者則是用物理世界來解釋複雜的靈性問題；兩造結局可能都是螳螂擋車。到終極處，我們仍要回到聖經裡。人的本質就是神的創造，神對於人的愛不會改變。靈性、神學與科學的「功用」，是讓我們可以對於與人的關係多一些了解罷了。

在受造之初，聖靈就已經存在於每個人的心裡，但（未信者）因為還不認識神，以至於聖靈沒辦法發生太大的作用。另一方面，失智**症**是漸進性的，初期時，認知功能可能還是好的；即便後來變得很嚴重，但還是有存留之認知能力。失智**者**的靈裡面還是有亮光，因神的能力未損，只是桎梏於衰殘的身體及認知能力。而我們能做的，就是把他／她們帶到神面前，點亮他／她們心中聖靈的火。這就是瑞智基金會要出版此書的原因，一直以來瑞智基金會透過各式各樣的講座、教材，都是在傳遞這個重要的訊息。

依然美好與成為美好

雖有失智**症**，失智**者**所擁有的仍舊美好。雖有許多不美好，回到神的心意當中，仍可成為美好。失智**者**如此，我們不也是這樣？神在如此等待我們。其實，在失智症家庭中，除了失智**者**外，直接的照顧者需要有來自上帝的愛，

才能有源源不斷的能量照顧失智**者**。非直接照顧的家屬會是照顧者最重要的支持者，也就是需要形成一個愛的團契，才能達成這個困難的「任務」。我們這幾年來的服事當中，深深體會到，失智**症**的照顧能讓一個家庭回到愛的團契，這是何等大的祝福！筆者覺得這就是神讓失智**症**存在的目的。

神對我們的呼召，不在於職業別，而在於如何善用職業上的優勢。我作為一位失智症中心的臨床神經內科醫師，時時都在經歷神這樣的帶領：知道失智者的困難、體會失智家庭的艱辛；學習神經科學，認識大腦結構與認知功能；認識耶和華的信仰；與許多很棒的基督徒及牧者同工；看到許多失智**症**家庭的彩虹般見證。彷彿神牽著一群人的手往前行，透過我們告訴大眾，失智**症**不可怕，不認識才可怕！除了在醫療上可以處理許多問題，減少失智帶來的困擾，我相信預防失智的發生與惡化，最終還是要回到用神的眼光來看每一個人的價值。

依然美好，並且可以成為美好。這就是神的心意。

注釋

1. 認知功能是大腦獲得外界訊息後，透過思考、過去經驗與感官來理解，必要時做出決策與行動的心智過程，也就是大腦讓你可以

思考、有意識地行動、體驗你周圍發生的事情、與感受到情緒中所有的過程。（譯自 Graff-Radford J, Lunde AM. *Mayo Clinic on Alzheimer's Disease and Other Dementias*, Mayo Clinic Press, 2020）

2. 〈我願意〉，作詞：姚謙，作曲：黃國倫。

3. 由安東尼‧霍普金斯（Anthony Hopkins）主演，他在劇中的名字也是安東尼。此部電影獲得了六座 2021 年奧斯卡金像獎。

4. 國際失智症聯盟（Dementia Alliance International，簡稱 DAI），是完全由確診之失智者組成的國際非營利組織，也是目前為失智者發聲最具代表性的組織。

致謝

　　本書的靈感，來自於我們個人從罹患失智症的父母所學習到的他們在人生風浪中展現的愛、價值觀和堅持；他們是南恩‧司布列斯（Nan Spleth）和諾瓦‧司布列斯（Norval Spleth），以及海倫‧希克斯（Helen Hicks）。他們的信仰帶出來的力量，不僅促使我們與上帝的關係更加進深，也讓我們再次堅信並明白，上帝對世人──包括失智者在內──的恩典與愛具有救贖的大能。

　　多蘿西的丈夫湯姆‧林希康（Tom Linthicum）和她的哥哥湯姆‧司布列斯（Tom Spleth），在多蘿西擔任照顧者的多年時光，和撰寫本書的過程裡，一路相伴。珍妮絲要感謝她的兄弟瑞克‧希克斯（Rick Hicks）、傑夫‧希克斯（Jeff Hicks）和全家人堅定的扶持，以及聖瑪格麗特聖公會（St. Margaret's Episcopal Church）的好朋友們多年來的扶持。

　　維吉尼亞神學院（Virginia Theological Seminary）的同事在本書的撰寫上給予多方面的支持。麗莎‧金博爾（Lisa Kimball）鼎力支持多蘿西在認識老化和失智症領域的研究，給她時間和教學機會測試新的想法。安妮‧卡羅里（Anne Karoly）慷慨應允多蘿西在書中分享她與罹患失智症的母親瑪麗蓮（Marillyn）朝夕相處的酸甜苦辣。珍妮絲要感謝

凱瑟琳・桑德瑞格（Katherine Sonderegger）不時給予她啟發和激勵，由凱瑟琳指導的一篇畢業論文也成為本書的部分內容。此外，珍妮絲要感謝戴・史密斯・普里查特（Day Smith Pritchartt）和聖公會福音傳道會（Episcopal Evangelism Society）在本書的研究階段提供經費，以及英美兩國（尤其是 Washington, DC）的許多神職人員和失智症專業人員投入心力支持。

最後，我們要感謝雪倫・皮爾森（Sharon Pearson）和教會出版社（Church Publishing）讓我們有機會出版本書，並在本書撰寫期間給予我們大力的支持。

作者序

　　我們在靈性、科學和神學方面的背景，以及我們與失智者相處的年日，讓我們對失智症和上帝大有能力的救贖之愛，有了新的理解。這趟探索之旅始於維吉尼亞神學院的一間教室，其實我們這方面的經歷早在那次機遇之前就開始了。

＊　＊　＊

　　幾年前，在由德克薩斯主教轄區（Episcopal Diocese of Texas）主辦的豐盛生活會議（Abundant Living Conference）上，詹姆斯‧古德溫（James S. Goodwin）談到失智症的邪惡面。後來他的結論是：失智症其實不過是一種「學習障礙」（learning disability）。這種觀點讓我感到很不舒服。我覺得他看輕了我罹患阿滋海默病的父母在世最後幾年的生命。古德溫醫生曾診治過數百位阿滋海默病患者，他口中所說的「學習障礙」，正是被過度使用且引發恐懼的四個字。他的話之所以讓我感到異常刺痛，或許是因為我生命中作為照顧者的那段時間，也沒有受到應得的重視。帶著不確定感和怒氣，我離開了那場會議。在我看來，一個漸進式的腦部疾病與學習障礙是截然不同的。

　　聽完古德溫演講之後，我遇到的第一個人是羅伯特‧愛

奇利（Robert Atchley）。羅伯特是一個很有智慧的人，我讀過他寫的書和文章，也曾在會議上見過他，對他還滿信任的。當時我期望能從他那裡獲得牧靈方面的回應。但我得到的卻是一個簡略的觀察結果：古德溫醫生所說的，顯然正是我需要去檢驗的真相。羅伯特說了很多話，要我「去處理它」。而那就是我隔年所做的事。

　　至今我仍試圖在自己的痛苦和失落的有限經歷中，解開古德溫的真相，這真相迫使我更細心觀察，想從科學、神學和靈性層面去看失智症，以便對它有更正確的認識。古德溫將我輕輕地推入一個發現期，進而促成本書的出版。回首過去，我看到上帝在我們生命中的作為，只要我們願意打開心靈的眼睛，就會看見。

——多蘿西

＊ ＊ ＊

面對我們的恐懼

　　多蘿西發現，在她發表演講或主持有關靈性和老化的研討會時，有一個變數幾乎總是會出現，那就是人們對失智症的恐懼。這種恐懼就像房間裡出現一隻大象，你無法視而不見。人們害怕失智症帶來難以避免的失控，也害怕與所愛的人的關係失落了；於是開始在自己和他們關懷的人的行為中，尋找任何可能的跡象。隨著恐懼感而來的是

一種莫名的感受，覺得失智症是道德失敗的結果，或者當事人罪有應得。想談論這點的人並不多，所以至今它依舊被隱密和錯誤的信息所圍繞。一般來說，這個有關心理健康的社會污名，讓人們在最需要聯繫彼此的時候，無法這樣做。

曾在《華盛頓郵報》擔任記者的莎莉・奎恩（Sally Quinn）在她的《發現魔法》（*Finding Magic*）一書中，[1] 談到她與該郵報前執行長班・布拉德利（Ben Bradless）的婚姻，以及布拉德利在 2014 年去世前幾年罹患失智症後他們的生活。奎恩描述當時同事和家人如何保護布拉德利，從未和他本人談論他的病情。2012 年，也就是布拉德利罹患失智症的幾年後，奎恩首度向要好的同事透露布拉德利得了失智症的消息：「這是既定的事實了。我們正步入一個新的生活—— 一個令我害怕、卻也會是我從未想過的充實生活。」[2]

當別人談到他們對失智症的恐懼，我們從中學習到，直接面對失智症的事實是最好的應對方式。講述我們自己的故事，則是獲取觀點和緩解恐懼的最佳良藥。

＊＊＊

當我晚上回家探望失智的父母，一個令人不安和重複出現的事時而發生。我的母親睡不著覺，一股想「回家」的渴

望令她不知所措，她在屋內徘徊，不時安靜地駐足在每一扇門前觀望。我則一動也不動地躺在自己童年時睡的房間裡，希望她不要闖入。我不認識這個人了，我們一起生活的記憶似乎在她的腦海裡消失了。我安靜地躺在床上，埋在靜止的沉默和恐懼中。

就在一次回家探望後不久，我與馬克‧戴爾（Mark Dyer）主教在維吉尼亞神學院共進午餐，我講述了這個經歷。他沒有給我溫柔的鼓勵之言，反倒直率地向我發出挑戰：「她還是妳的母親，她仍然可以教導妳許多功課。」我已經不太記得當時談話的內容，但他這句刺耳的話進到我心裡。

之後，我回家的探望確實有了改變。我發現，母親帶著幾分淘氣的幽默感還在，只是和從前不太一樣了。我們仍然會因愚蠢的滑稽動作而捧腹大笑，我笑到身體兩側隱隱作痛，這讓我不禁想起她許多年前是如何用笑聲來對抗我的青春期焦慮。那天晚上，她默默站在我的房間門口，我攤開被子，示意她走過來到我床上。她躺下，拉著我的手，嘆了一口氣，然後沉沉地睡著了。是的，她還可以教導我很多功課，如果我願意放慢腳步，去聆聽，去學習。

——多蘿西

＊ ＊ ＊

我們大多數人在智力、情感和精神上，都還沒有準備好，去接受我們所愛的人被診斷出罹患阿滋海默病或相關疾病，更不用說接受我們自己是病患了。即使在面對失智症的病程進展時，我們也不禁會合理化我們的觀察和回應方式。這段時間，面對必須作出決定、處理健康問題，和需要調整財務的現實，讓我們感到不知所措，於是便很容易忽視我們真正關心的人。 而在某個時刻，他們也無視我們的存在。

＊＊＊

在我一生中給我力量和智慧的父親，竟以為我是他的妻子！他似乎已不太記得我的母親，那與他結縭五十多年的妻子。

我和哥哥談到父親時，哥哥經常用父親的名字諾瓦（Norval）來稱呼他。這樣的稱呼鮮明地呈現出父親的個性，把這個在生命結束前接受我照顧的人，與我們童年和成年後所認識的父親連結起來。在父親去世前的最後幾個月裡，哥哥在他身上再也找不到諾瓦的身影。就像大多數的照顧者一樣，我們在這個硬加給我們的新角色上並沒有得到太多指引。我們沒有讀過有關自我的神學，也不曾遇到像失智者克莉斯汀·布萊登（Christine Bryden）那樣，為同病相憐者發聲的人。

最近哥哥告訴我，他最大的遺憾之一，就是在陪伴父親走到人生盡頭時，已無法和他溝通。哥哥說：「當我回想他去世前的最後幾個月，以及他那時所需要適應的一切，我覺得他已經盡力了。」帶著困惑、不確定和變化，諾瓦已盡可能展現出他最好的一面。

在我父親被轉到失智症照護病房前不久，他會從他退休社區大樓的窗戶向外望，注視一輛他熟悉的福特水星車系的汽車——那跟他駕駛多年的汽車是同一款。有好幾次，他拿起房間鑰匙和皮夾，走到屋外。如果那輛車上了鎖，他再怎麼嘗試也進不去。如果車門沒鎖，他會進到車裡坐著。可想而知，車主對他這樣的行為感到不悅。

父親「闖空車」的往事，至今依舊令我們莞爾。不過，現在哥哥和我知道，諾瓦當時仍對自己充滿信心，認為自己能駕馭那輛車，也可以在看似雜亂無章的生活中享有井然有序的感覺。他的自我意識並沒有減少，只是當時我們被弄得人仰馬翻，根本看不見真相。

筋疲力盡做著照顧工作的我，似乎經常找不到父親的「自我」。在他心智混亂和我因憂慮日增而頭腦不清的情況下，我根本聽不見他仍有能力發出的智慧言語。闖入別人車內的趣事，和他自我解嘲的能力，成了清除我倆陰霾的良方。

——多蘿西

$$* * *$$

堅持自我

在第一章中，我們提到研究人員從未將腦裡的一個獨特部分視為一個人的「自我」。因此，即使失智者的生活出現了問題和不確定性，要失智者去宣稱他的確擁有自我，或者我們中間任何一個人失去了自我，都是不可能的。來自澳大利亞的失智症支持者克莉斯汀・布萊登，在世界各地的研討會上分享自己罹患失智症的心路歷程，在場聆聽她發表學術演講的人，尤其是醫學專業人員，對她自承得了失智症這事，嗤之以鼻。布萊登在一場演講中說：「我一心想要改變這些局外人的觀點，他們代表我發言，談論我的病情，但卻不容許我用語言或非語言的方式來表達我持續擁有的自我感受。」[3]

或許是因為阿滋海默病快速影響腦部的緣故，我們已經很習慣專注在失智者明顯喪失記憶，以及無法「正常」運作的症狀上。為了解決自己記憶有限的問題，當布萊登陳述，她得失智症在科學上和神學上所隱含的意義時，還特別使用文字稿和記憶輔助工具。她的信息多元，她用言語表達出複雜的理論，她的演講完美無瑕。不過，在研討會其中一個場次，她溜出去一會兒，沒想到竟迷路了，45分鐘之後才在陌生人的協助下回到會場。

＊　＊　＊

　　幾乎所有見過克莉斯汀‧布萊登、聽過她演講或跟她交談過的人，都對她的坦率，以及不自我設限的觀察能力，感到驚訝。她二十多年前被診斷出罹患失智症，有腦部掃描為證。儘管掃描提供的證據令人無可辯駁，她的腦容量的確減少了，但醫生和同事們卻仍抱持懷疑的態度。有些「專家」認定那個診斷是錯誤的，他們的觀點被侷限，聽不進她的話。

　　自從被診斷得了失智症，布萊登便成了為失智者發聲的人。在這期間，她和丈夫保羅相識、相戀。最近她剛完成博士學位最後一階段。克莉斯汀不是一般的失智者，她確實突破自己的病況，帶著勇氣和新的視野，自由地去探險。

　　我是在 2017 年芝加哥舉辦的第七屆老化和靈性議題國際研討會上遇到她的。當時她和丈夫從澳大利亞的家前往參加，我們初次見面簡短交談時，她還在克服時差。她提醒與她剛認識的人，她不會記住他們的名字或談話的內容。

　　她把熱情投注在與丈夫心心相印的愛情上，也熱中於對自我的認識。自從她被診斷罹患失智症後，她意識到自己與世界的關係不再一樣了，她說：「但是我對自我的主觀意識仍在。」接著又補充說：「我的自我並沒有在日漸空洞的軀殼內，隨著神經元和神經通路的慢慢消失而逐漸凋零。」[4]

　　她的話讓我想起一般人對失智者的描述：「看到她的人

性尊嚴遭到剝奪，實在令人難過。」「那裡，這裡，對他來說沒有什麼區別。」「我有沒有去探望他，他根本不知道。」「她不過是一個空殼子罷了。」

　　克莉斯汀的生命告訴我們，這些觀察是何等的膚淺和失真。透過她的眼睛，我們可以在失智者身上更清楚地看到自我的力量。我們通常在未罹患失智症的老年人身上所看到的韌性，在年老的失智者身上也明顯看得到。其實，失智者身上仍有一種溫柔的美麗和優雅，在維持著他們「自我」的尊嚴，這是當我們對他們不屑一顧、妄下判斷時，所看不到的。

　　　　　　　　　　　　　　　　　　　——多蘿西

＊　＊　＊

　　我們需要傾聽自己是怎樣談論失智者的。我們說的話可能不會對失智者本人有實際的影響，但是當他們對我們的話反彈時，會引發我們的恐懼和對他們的誤解。失智症的照顧者、家人和朋友經常說，他們所愛的人似乎隨著疾病的進程而逐漸消失了。在第三章和第四章的神學討論中，我們認為，使我們成為人的因素絕非只有理性。儘管西方的知識影響塑造了我們的思想和看法，理性仍有其侷限，並不能定義我們的「自我」、我們，或我們身為上帝摯愛兒女的身分。

　　神學家大衛‧凱克（David Keck）將阿茲海默病稱為「神

學的」疾病，因為它會影響記憶、語言和規劃未來的能力，而許多人相信正是這些因素使我們成為人。[5] 他認為阿滋海默病會侵蝕自我的本質，並削弱病人的人格。「喪失記憶意味著失去自我，」凱克寫道：「而且我們不再有把握我們能『自我實現』。事實上，我們成為人的完整意識和人的生存目的，都受到挑戰，因為我們要面對的是一個人明顯的解體。」[6]

這個令人遺憾的觀點或許可以說明，為何有些人不相信探望失智者對失智者本身是有意義的：「她不是從前的那個人了」，或者「反正他們不會記得我來過這裡」。這或許也可以解釋，為何有時一些引起失智症的疾病會讓人感到羞恥，還有，為何疾病的命名有時也會被視為禁忌。神學家約翰・斯溫頓（John Swinton）認為，如果我們是自己記憶的化身——如果我們的自我意識是取決於我們對世界及對自己的記憶，那麼凱克的看法便是對的：喪失記憶最終也意味著失去自我。然而，斯溫頓博士寫道：「人不僅僅是成堆的記憶。在凱克的陳述中，關鍵在於**明顯**。一個人是**明顯**解體，還是**確實**解體，完全是兩碼事。」[7] 斯溫頓寫道，如果我們願意撥出時間傾聽別人說話，我們所看到的**明顯**部分會變得更複雜、更費解、也更令人驚訝。

失智症具有毀滅性是無庸置疑的，但失智者並不會解體。他們確實會改變，而且會有很多痛苦，也有理由

悲傷。但這些人仍被好好地保留在上帝的記憶裡。終
將瓦解且需重建的，是我們對人性、自我的本質和自
我實現所持的看法。[8]

斯溫頓認為，認識**有關**上帝的事，或許比不上認識上
帝**本身**重要，而「認識上帝所涉及的內容，遠遠超過記憶、
智力和認知」。[9]

注釋

1. Sally Quinn, *Finding Magic* (New York: HarperOne, 2017).

2. Sally Quinn, "He was behaving differently. He had lost something. I was
    the only one who noticed," *Washington Post*, September 6, 2017, C-1.

3. Christine Bryden, "A Continuing Sense of Self within the Lived Experience
    of Dementia," presentation at the Seventh International Conference on
    Ageing and Spirituality, June 4–7, 2017, Chicago, Illinois, accessed June 16,
    2017, https://www.7thinternationalconference.org/copy-of-plenary-speakers.

4. Ibid.

5. David Keck, *Forgetting Whose We Are* (Nashville: Abingdon Press, 1996), 15.

6. Ibid.

7. John Swinton, *Dementia: Living in the Memories of God* (Grand Rapids,
    MI: William B. Eerdmans Publishing Company, 2012), 14.

8. Ibid., 15.

9. Ibid.

前言

神啊，我到年老髮白的時候，求你不要離棄我！
等我將你的能力指示下代，
將你的大能指示後世的人。
你是叫我們多經歷重大急難的，
必使我們復活，
從地的深處救上來。

——詩篇71[1]

　　上帝應許要救贖萬有，對失智症也不例外。不過，令人深深懼怕、使人衰弱的失智症，如何能被挽救呢？身為失智者的女兒，我們從絕望到盼望的旅程漫長而迂迴。這趟旅程始於幾年前，我們的父母因罹患阿滋海默病進入一個迷惘、孤立和失落的世界。身為照顧者，我們慢慢成為他們在新世界裡的旁觀者，我們的經歷也從絕望轉為喜樂。每當四處碰壁時，我們竟都能峰迴路轉地找到新的出路，一再發現上帝的恩典和愛，具有救贖的力量。即使在迷茫的雲霧中，我們失智的父母也經常為我們指路。

　　我們發現，了解腦科學研究的重大突破，讓我們更深

入明白我們在父母身上所看到的改變。我們也發現，神學家有關人的尊嚴、救贖，和上帝超凡之愛的信息，字字句句都帶給我們啟示和安慰。我們的信心，隨著靈性之旅邁向新的方向，而愈發加深，進而挑戰我們：即使在失落和絕望之中，也要尋求上帝的豐盛。

並非每一次探望父母都有所啟發。他們和所有平常人一樣，也有暴躁、易怒、苛求、愛哭、固執或抗拒的時候。一個人不會因為失智就失去掌控自己生活的需求。要我們眼睜睜地看著他們的邏輯思考隨著記憶而消失，絕非易事。不過，當我們耐心傾聽時，擺脫憤怒、恐懼和沮喪的時刻便會出現。我們在不抱期待下，觀察到父母深遠的智慧和經驗。

也許這是後見之明，但我們得出的結論是，要更有效地治療阿滋海默病和相關的失智症，就必須從新的角度來看這些疾病。目前失智的人數持續攀升，卻沒有治癒的方法；為這些深受其苦的人與扶持他們的人提供最好的治療、支持和照護，至關重要。從更深的層面來看，我們需要正確看待失智症的現象。我們需要將眼光放遠，跨越這個神經退化性疾病所帶來的損失、干擾、悲傷和不便，才能在我們的生活之中，在超越我們損失的韌性之上發現上帝。

＊ ＊ ＊

當我母親的阿滋海默病已進展到她無法說出完整句子時，她出乎意料地說：「我還是跟以前一樣。」她顯然是盡了最大努力才清楚地說出這句話，因此引起我深切的關注。她是在讓我知道，她內心的感受依然和過去一樣。我才明白，原來我們並沒有失去她的「自我」，我們所經歷的有一部分是溝通上的問題。母親說的這句話成了一份屬靈的禮物，改變了我對她病情的看法，我學會耐心等候和更多的觀察。我看到母親的靈性是如此有深度，這大大改變了我。雖然她在認知方面的能力減退了，但有時候她仍舊相當老練和清醒。身為科學家，我想要回答科學還無法解決的問題。作為神學生，我也在尋找教會對於在苦難和疾病衝擊下的人性尊嚴有何看法。

——珍妮絲

＊　＊　＊

從以下兩個故事，可以看到我們在失智症相關疾病上所面臨的一些問題：

＊　＊　＊

一個大型長期照護社區的牧師，最近報告了他與當地教區一位牧師在社區的電梯內碰面的情形。在簡短的談話中，這位社區牧師問教區牧師他來探訪的對象和

探訪情形。「嗯，我有三個會友住在這裡，」教區牧師回答：「不過其中兩個似乎和現實脫節了，所以我只能打聲招呼，留下我的名片。」毫無疑問，這位教區牧師會盡職地向教會長執會報告他做了三次探訪。[2]

醫院裡，一位醫生站在患有重度阿滋海默病的老婦人床邊。她的成年子女也在場。這位醫生正在和她的子女們討論安寧照護的事。「你讓她繼續活著的目的是什麼？」醫生問他們，彷彿她不清醒或不在房間裡。接著醫生靠近這個老婦人的臉，向她喊道（其實她並沒有聽力方面的問題）：「珍，妳平時都做什麼消遣呢？」她回答不出來，只是扮了個鬼臉。

＊ ＊ ＊

　　從第一個故事，我們可以看出探訪失智者會有的不安，連牧師也不例外。其實這種不安，和去探望其他精神障礙或身體障礙者的經歷，並沒有什麼不同。由此可知，從基礎科學的角度，來認識有失智症狀的疾病是非常重要的。這樣的知識背景，可以消弭那些認為失智者是在裝病，或是他們在某些地方有過失之類的偏見。沒有人知道阿滋海默病或相關失智症的病因。科學知識能幫助我們看見，失智症是一種不折不扣的腦部疾病，使這疾病不被污名化。有些人生病是因為其他器官出了問題，像是心臟或腎臟方

面的疾病，他們並沒有因而背負污名，為什麼我們對腦部疾病就另眼相待呢？我們可以運用科學知識，例如了解感官如何協調溝通，來思考如何改善與失智者的溝通。舉例來說，腦科學目前正展開研究，想解釋為何音樂能觸動重度失智者的心。

從第二個故事，我們可以看到偏見——即使是醫事人員也有偏見——會對失智者和他們的家人造成嚴重的傷害。生物倫理學家史蒂芬・波斯特（Stephen Post）認為，加之於失智症的污名，是因為我們的社會過度重視理性所致。[3]無論是因為身體或精神受到限制，失智者都受到輕視，他們的照顧者也常常被冷落。許多現代神學家和倫理學家論證，反對這種對軟弱病人的「自我」缺乏尊重的現象。認識失智症這個疾病及它的神學基礎，能導向一個以維護失智者的價值和完整性為前提的治療方式。失智者仍是家庭和社區中的一份子；即使他的重要記憶可能是由其他人為他保留的，但他本身有活著的權益，理應受到人道的待遇，直至生命結束。

本書的目的

全世界有 4,700 萬人罹患阿滋海默病和失智症相關疾病，每年有將近 1,000 萬個新病例出現。[4]在無法治癒的情況下，這個數字會在 2050 年之前攀升至 1.32 億。目前美國

有 70% 的失智者住在家裡，其中大多數是中度至重度失智者。或許你每天都會看到失智者，卻不知道他們的真實情況。這些失智者能享有某種程度的正常家居生活，而且可以在家人和其他照顧者的協助下適應社會。

隨著照護數量龐大的失智者的挑戰日益劇增，社會醫療、財政資源，和照顧者的時間與生計，都面臨了巨大壓力。2015 年全世界失智症的醫療和照護成本，估計約為 8,180 億美元，相當於全球國內生產毛額的 1.1%，就單一問題來說，這佔了相當大的比例。根據世界衛生組織（WHO）公布的資料，照護成本在 2030 年將增加至 2 兆美元，這將對全球經濟發展造成威脅，而且可能會造成醫療衛生和社會服務不勝負荷。為此，世界衛生組織於 2017 年 5 月提出「2017-2025 年世界衛生組織全球失智症行動計畫」，力促各國及國際夥伴加強合作，來提升大眾對失智症的認識，制定對失智者友善的措施，加快相關的研究和創新，並對照顧者提供更多支持。

《恩典依舊：上帝眼中的失智者》一書旨在提供更深入認識失智症的詞彙，以提升基督徒對失智症的認識和洞察力，使他們更能因應它，並為他們自己、親人、教會會友或其他失智者發聲。我們建議了幾種方式來接納失智者及他們的家人，幫助消弭失智症的污名。同時我們也要挑戰讀者，透過完全接納每一個人——尤其是失智者——的「自

我」，找到認識上帝的新方式。

如何閱讀本書

本書先探討科學、神學和靈性這三個主題，然後以讀者可以如何回應失智者作為結尾。書中大部分內容都可以按個人喜好的順序閱讀。我們在書中分享了別人和我們自己的故事。每一章都以反思問題結束，藉此強調重點和可能有的爭議，讓你有機會反思你自己的故事，在小組中討論，或個人做進一步的探討。

第一章先從生理層面來討論健康的腦。腦科學正經歷一場令人興奮的革新，與此同時，失智症引起的疾病也日益劇增，這似乎是一個巧合。我們對人腦的複雜性，及它在人類作為一個物種的發展過程中所扮演的角色，有了新的認識。腦遠比我們所知道的還要複雜。一個人的腦包含了十萬英里長的纖維，足以環繞地球四次。據估計，人腦的潛在容量相當於整個網際網路的容量。新的儀器和以數據為準的方法，以及關於計算和意識的概念，正在目前所有科學領域中造成急遽的變化。

身體在基督教的故事中非常重要，它也是本章的論點所在。過去哲學家和神學家只能臆測的「自我」、「意識」和「靈性」，目前研究人員已經開始可以實際衡量。近年來，

在記憶、感官、睡眠和老化研究方面的重大發現，讓我們對健康的腦，有不斷更清楚的了解。同時，儘管有先進的成像技術，並沒有在腦中找到任何一個區域是「自我」或「靈性」的所在。

媒體經常報導有關腦研究和失智症的重大突破。第一章的專業術語，將幫助你在閱讀這些研究報告時，能更清楚明白其中的含意。或許更重要的是，我們相信從科學層面來認識腦，能帶給我們盼望，不只是為了發展可能的治療方法，也是為了發掘「腦」這個超凡的人體器官所具備的驚人能力。

第二章說明最新科學研究對失智症的了解。失智症被認為是各種腦細胞退化疾病的症狀之一，會阻礙腦內形成記憶、學習，和執行功能等核心任務的連結。本章描述阿滋海默病的病程階段，並強調每個階段仍存留的腦功能。即使是重度阿滋海默病患者，他的腦大部分仍在發揮功能，每秒傳送十億個有關視覺、聽覺、嗅覺、觸覺、味覺之類的訊息，或許傳送過程不如過去那樣順暢，但依舊能發揮功能。我們不知道當事人正在經歷什麼事，因此我們也不應該逕自冒然推測。如前所述，並沒有證據可以證實導致失智症的疾病會破壞「自我」或「靈性」。

第三章我們轉向關於人的神學，為我們對失智症的回應奠定基礎。從歷史上看，理性是解釋人如何不同於其他

較高等動物的核心概念。但是在論及失智者時，這個單一標準便出現問題了。當一個人失智，他是否就不能算是一個完整的人呢？他會和上帝失去連結嗎？我們引用當代神學家對人的本質的廣義看法，堅決認為這些問題的答案是否定的。大衛・凱爾西（David Kelsey）相信「人之所以為人」是在於神與人建立關係的方式。人的價值和關係的基礎在於上帝。也就是，在人自身之外。既然上帝的屬性是重點所在，關係和人格理當不受失智症或任何人類疾病的影響。

第四章是將凱爾西有關人的幾個神學概念應用在失智症的案例。就算我們口不能言、不良於行，或缺乏理性，我們都是上帝的榮耀。凱爾西說，對我們自己最基本的認識就是，我們植根於上帝的基本身分，而不是我們日常的身分或健康狀況。本章也引用了其他神學家對身心障礙者和失智症的論述。

第五章專門談論一般的老化，並指出一個事實：大多數失智者也在經歷老年期的變化和失去。靈性生活與身體老化所帶來的變化（包括健康和情緒的穩定），是有關聯的。為了妥善處理身體的變化、財務的挑戰和困難的決定，許多老年人落入憂鬱和嗜藥的光景中。根據老年病學家伊萊恩・布羅迪（Elaine Brody）在 86 歲時的記述，她自己在理智上已為晚年做好準備，但在情感上卻還沒有預備好。「老年人的一般經歷，如疾病和失去，即使可以預期，卻仍

是出人意料的。」[5] 此外，最近有關幸福感的調查研究指出，幸福感隨著年紀的增長而增加，老年人的幸福指數比年輕人高出許多。[6] 其實，時間對老年人是有利的，隨著專業需求和個人需求減少，他們有更多空間可以意識到自己的**存在**（being），不再只是不停地**行動**（doing）。在家庭和信仰團體的支持下，許多老年人欣然接受生活的新節奏，活得滿足，甚至喜樂。

第六章開始討論教會會眾可以如何回應失智症所帶來的挑戰。由於失智症的發病進程通常緩慢，很難察覺，因此家人和照顧者可能不願意向他人吐露實情。儘管迫切需要幫助，許多人仍然不願意主動求助——就連長期在教會聚會的會友也是如此。然而，諷刺的是，信仰團體的功能就是要舒緩我們每一個人在生活中所面臨的轉變。致力將宗教和靈性傳承帶入老年學研究的唐納・克林根（Donald F. Clingan）牧師寫道：「心靈韌性是在社群中培養起來的。因為幫助我們得以重新站立的，正是擊倒我們、令我們震驚的種種經歷，再加上從他人身上得到安慰、支持和鼓勵的經驗。而滋養我們內在更新的，正是我們透過生活裡各種人際關係所分享的信、望、愛的經歷。」[7] 幫助教會會眾認識失智症，並提供他們溝通和友好相待的工具，可以讓失智者和照顧者積極參與社群生活。這些失智者不斷在提醒我們，我們應該**和他們一起**解決問題，而不是**為他們**解

決問題。只要我們願意傾聽和關注，便可以從他們身上學習到很多功課。

　　那麼教會會眾和其他信仰團體，可以如何服事失智者呢？我們面臨的挑戰之一就是，失智者和照顧者往往處於孤立狀態。由於對失智症有所誤解，加上缺乏如何與他們互動的知識，朋友和延伸家庭經常畏縮不前，進而造成失智者在生活中真正的缺憾。這帶來兩方面的負面影響，一方面，失智者會因為失去家人和朋友而感到悲傷，降低個人的幸福感；另一方面，疏遠失智者的那些朋友會越來越恐懼，而這種恐懼將帶來對失智症污名化的態度。

　　第七章，提供教會會眾一些服事失智者及其家人的方式。教會會眾可以仿效英國發起的「失智症友好教會運動」（Dementia-Friendly Church movement），舉辦特別的崇拜聚會，關懷失智者和照顧者的靈命成長。教會會眾也可以開設一間記憶咖啡坊（Memory Café），也就是一個讓失智者及其家人可以聚集休閒的場所，讓他們能有喘息的機會，暫時離開在家被孤立的照顧情境，或類似病房的環境。據報導，記憶咖啡坊真的可以減少孤獨感，提高生活品質。

　　教會會眾和靈性團體，可以讓失智者有機會透過適合他們的服事，來貢獻他們的才幹，包括盡可能長期參與禮拜儀式的服事，需要的話，可由他人陪同。安排同工在聚會時陪伴失智者，使照顧者可以喘息、專心敬拜，

這也是在為義工們開創一個極具意義的服事。此外，個人和教會會眾也可以嘗試加入其他機構，如司提反事工（Stephen Ministry）、國際希望社區（Community of Hope International），以及專業協會、醫護人員、護理機構、醫院和政府機構所支持的事工，還有支持失智症的美國失智友善組織（Dementia Friendly America）。最後，教會會眾可以做的另一件事是，為失智者及其照顧者發聲。

我們盼望這本書從科學、神學和靈性層面對失智症的反思，能導引出對人有益的見解，最終能將對這些疾病的關注，從破壞、非人化和損失，轉移到接納自我、因應面對，以及從日後任何挑戰而得的屬靈恩賜。長遠來看，我們希望社會能更加包容、照顧失智者與他們的家人和朋友，尤其盼望教會會眾能盡其所能，繼續服事他們，直到他們生命的終了。

注釋

1. *The Book of Common Prayer* (New York: The Church Hymnal Corporation, 1979), 684.

2. Susan H. McFadden, Mandy Ingram, and Carla Baldauf, "Actions, Feelings, and Values: Foundations of Meaning and Personhood in Dementia," *Journal of Religious Gerontology* 11 (2001): 3-4, 67-86.

3. Stephen G. Post, *The Moral Challenge of Alzheimer's Disease* (Baltimore:

The Johns Hopkins University Press, 1995), 3.

4. World Health Organization, accessed January 10, 2018, http://www.who. int/mediacentre/factsheets /fs362/en/.

5. Elaine M. Brody, "On Being Very, Very Old: An Insider's Perspective," *The Gerontologist* 50, no. 1 (February 2010): 2-10, doi.org/10.1093/ geront/gnp143.

6. *State of American Well-Being: State Well-Being Rankings for Older Americans.* Gallup-Healthway Well-Being Index, 2015, accessed December 27, 2017, http://www.well-beingindex.com/hubfs/Well-Being_ Index/2014_Data /Gallup-Healthways_State_of_American_Well Being_ Older_Americans_Rankings.pdf?t=1508795566327.

7. Donald Clingan, "Foreword," in James A. Thorson, ed., *Perspectives on Spiritual Well-Being and Aging* (Springfield, IL: Charles C. Thomas Publisher LTD., 2000), xiii.

第一章 健康的腦

身體在我們人類的故事中非常重要。基督徒相信，道成肉身、三位一體中第二位的耶穌基督成為人的樣式。我們也有同樣的肉身。本章我們先來討論人的身體，特別是健康的腦。

腦和心智

現今有許多人認為，人與其他形形色色的生物之所以不同，關鍵就在我們的腦。比起其他物種的腦，人的腦龐大又複雜，能產生人類才有的意識和各種能力，例如自我覺察、智力、語言能力、自制力、周全計畫、情感、合作能力，以及其他的屬性（這些屬性幾乎在其他物種身上看不到，如果真有，也只較少程度地出現在最接近我們的物種身上）。有些神學家，比較不接受傳統對靈魂的看法，反倒相信意識[1]或「訊息模式」，在人死後仍然存在[2]。（有關這個主題的更多資訊，請參閱第三章。）

那些堅持用世俗科學模型解釋人的本質的人會說，從人類的始祖轉變到與現代我們相仿的人，是以發生在大約二十萬年前腦部的大小劇增為標記。[3]正因為腦受到失智症的影響，那些被某些人認為是人的本質的特徵也跟著受到波及。為此，神學家大衛・凱克將阿滋海默病稱為「神學的疾病」，因為它讓人質疑有關人的本質的信念。[4]

另一個神學和科學層面的討論，是關於腦和心智之間的微妙差異。為此，我們要先介紹一些有關腦的基本概念。腦是由腦細胞（神經元）組成的器官，它接受循環的液體和化學物質，充滿能量，是一個可以製造出電化學訊號的系統。腦是一個可以握在手中的物體。**心智**則是難以捉摸的，包括了思想、處理訊息、知覺、情緒、靈性，甚至人際關係。心智就像軟體，能產生定律和理論，但它卻也會隨時間而改變，令人難以將它歸類。

珍妮特‧諾登（Jeannette Norden）道出了神經科學家共同的信念：「腦是心智的生物基質〔物質〕。」[5] 然而更複雜的是，目前的研究已經發現人的心臟有四萬個神經元，而腸道也有十億個神經元，[6] 所以「腦」這個器官，或許並不像我們過去所認為的，只是裝在我們的腦袋裡。

腦和神經元的基本常識

三磅重的人腦比過去我們所認為的還要複雜。它由一千億個神經元（腦細胞）組成，像老豆腐般緊密堆疊在一起。即使在休息時，人腦也使用身體相當龐大的能量（20%）。腦有兩個腦半球，其中所有的子結構（除了一個例外），都是左右成對。圖 1-1 顯示的是腦半球從前額到大腦後方的腦切片。

腦分成三個主要部分。〔審訂注：腦部的解剖學分為腦幹、間腦、小腦與大腦。腦幹分為延腦、橋腦與中腦。脊髓不歸類在腦部。作者的解剖學分類與此常規分類不同。〕腦幹包括了脊髓、小腦（控制平衡和習慣性的機械運動），和延腦（控制心率、血壓和呼吸等活動）。它之所以被稱為腦幹，是因為它連接到我們身體的其他部分，而腦就像是連於枝幹的果實。腦幹在演化上是我們與其他動物身上共有的最古老部位。除了已被指名的功能之外，它還負責消化、反射、睡眠和清醒等功能。它是胎兒身上最先發育出來的部位，也是最後一個受到阿滋海默病影響的構造。

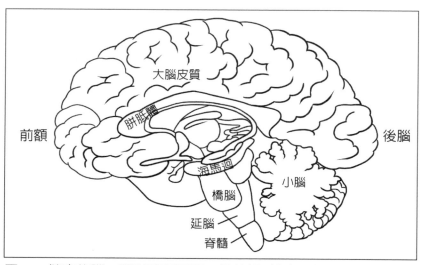

圖 1-1　健康的腦：腦半球剖面圖，從前額（左）到後腦（右）

腦的第二個部分是中腦，它是情緒的腦，負責性激素、睡眠週期、飢餓、情緒和成癮。中腦也包含了讓我們感覺良好的愉悅中心和杏仁核（amygdala）。杏仁核負責「反擊─逃跑」的衝動、憤怒和恐懼。海馬迴（hippocampus），希臘文的意思是「海馬」，因為它的形狀與海馬這種海洋生物相似，它被認為有將短期記憶整合成長期記憶的功能，而且能賦予空間記憶。海馬迴是第一個受到阿滋海默病影響的部位，這也是為什麼這種疾病初期的症狀通常是短期記憶喪失、難以形成新記憶，以及在空間中迷失方向。

　　腦的第三個部分是外層有皺褶的大腦皮質（或大腦），負責思考，算是最新演化的部位，而且和其他動物相比，它在人類腦裡的體積尤為龐大。一隻小老鼠的大腦皮質佔其腦的 40%，人腦裡的大腦皮質則佔 80%。[7]大腦皮質是我們思想、推理、語言、計畫和想像力所在。此外，大腦皮質的各個部位能處理我們的感官、溫度、運動、閱讀、音樂和數學。這些功能在失智症的中後期也會受到影響。

　　大腦皮質分成四個腦葉（圖 1-2）。額葉（frontal lobe）負責執行功能，例如集中注意力、計畫和解決問題。頂葉（parietal lobe）與理解語言和使用字詞有關。顳葉（temporal lobe）解釋感官刺激，是視覺和聽覺模式的記憶所在。枕葉（occipital lobe）則負責解讀視覺訊息和識別視覺圖像。

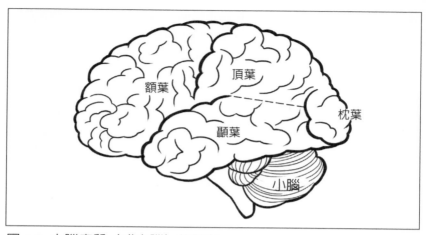

圖 1-2 大腦皮質（或大腦）的腦葉

在構成腦的一千億個神經元中，有多極、單極、雙極、錐狀等數千個不同種類的細胞。大多數神經元都有非常微小的細胞本體，和被稱為軸突（axon）的一根長的突起（或纖維），以及聯繫鄰近細胞元的樹突末梢（dendritic terminals）。軸突通常在顯微鏡下才看得見，但它可以長達幾英尺，向下聯絡脊柱，執行像是啟動肌肉之類的功能。參見圖 1-3。

細胞體聚集形成的次結構呈灰色，所以稱為灰質（gray matter）。軸突連接形成的相鄰層是所謂的白質（white matter），它是因軸突外圍包覆著一種被稱為髓磷脂（myelin）的白色蠟狀物質而得名。人腦裡的軸突纖維有十萬英里的驚人長度，足以環繞地球外圍四次。[8]

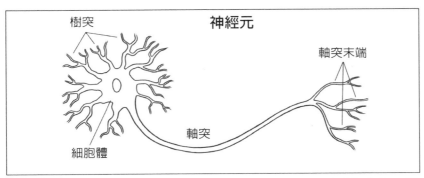

圖 1-3 腦細胞（神經元），通常在顯微鏡下才看得到（約人的一根頭髮橫切片的大小）。

擴散光譜成像（diffusion spectrum imaging）〔審訂注：是一種磁振造影（MRI）〕技術，可以製作出圖 1-4 的圖像，揭示出纖維的網格狀順序，這個發現讓大多數神經科學家備感震驚，因為多數人預期的是，更錯綜複雜的解剖結構。

除了神經元之外，腦還有許多**膠質細胞**（glial cells），它們具有支持神經元的功能，例如清潔它們周遭的環境。我們稍後會看到在睡眠期間，這個過程非常重要，而且可能就是在這方面有所欠缺，才引發失智的疾病。

腦是一個電化學系統

感覺、思想、感官和肌肉動作，已被認為是由涉及神經元和化學變化的特定神經通路所產生的。神經元彼此之

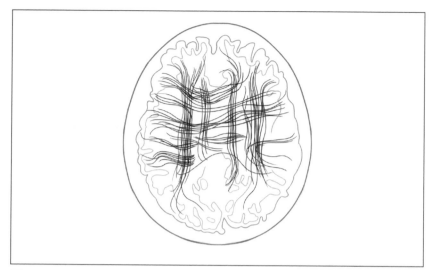

圖 1-4 活體女性腦內的纖維通路圖，由非侵入式擴散光譜成像繪製
而成。圖像顯示的是腦的俯視圖（圖上方是腦部的前額）。
白質的纖維（腦細胞的軸突）排列成主要的網格狀通路。[9]

間透過發送電脈衝，沿著其軸突傳遞訊息。脈衝的速度（快
或慢）和脈衝的強度（強或弱），包含了腦試圖要傳遞的
訊息。 脈衝刺激化學物質（神經傳導物質）的釋放，接著
化學物質跨越**突觸**（synapse），在短距離內從一個細胞傳
遞到另一個細胞；突觸的功能是傳遞訊號，用電流傳導將
兩個細胞連接在一起。就目前所知，「一起放電的神經元
也會彼此傳導電流」。[10] 這種細胞間形成網絡的概念，被公
認在記憶和許多其他腦部運作過程中，都非常重要。參見
圖 1-5。

突觸所釋放的**神經傳導物質**，可以產生各種作用。例如，有些是興奮性的——能觸發清醒、注意、憤怒、攻擊等反應；有些則是抑制性的——能安撫焦慮、誘導睡眠等等。

　　腦內電訊號在眾多神經元上所有可能的突觸間傳播，涉及許許多多的化學物質，其敏捷性之強可想而知。腦可能有四十千萬億（40 quadrillion）個突觸連接，因此，一個人的腦可能比整個網際網路（也就是 1 PB 的可能儲存空間）更強大。[11]

　　神經傳導物質的受體並不僅限於腦，而是遍布全身。神經心理免疫學家坎迪斯·坡特（Candace Pert）和邁可·

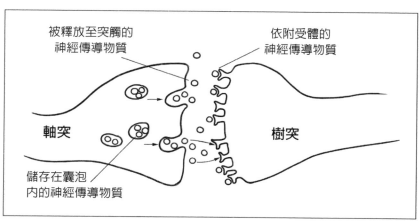

圖 1-5　神經元突觸的圖示：電脈衝沿著神經元軸突傳導，致使釋放的神經傳導物質（空圓點）離開左邊的神經元末端，附著於右邊神經元樹突上的受體，進而在右邊神經元產生脈衝，傳遞訊息。

拉夫（Michael Ruff）將它稱為「腦和身體之間的溝通網絡」，[12] 或是口語所稱的「液體腦」。這樣的事實，加上關於心臟和腸道各自有其神經元的知識，說明了我們身體內的訊息系統，已超出我們傳統上稱呼腦的範圍。

　　身體與心智之間的互動關係一向是哲學難題，這至少可以追溯到古希臘時期。坡特以當代神經科學所稱呼

神經傳導物質	功能
乙醯膽鹼 Acetylcholine	激發細胞 啟動肌肉 覺醒
麩胺酸 Glutamate	幫助學習 輔助記憶
GABA	緩和並調節焦慮
腦內啡 Endorphins	減緩痛覺 增加愉悅感
多巴胺 Dopamine	提供動機 給予愉悅感
腎上腺素 Epinephrine (adrenaline)	維持警覺狀態 供給能量
血清素 Serotonin	調節體溫、記憶、情緒、睡眠、 胃口和心情
催產素（可見於分娩過程 及母奶中） Oxytocin	引發母愛 引發浪漫之愛 增加信任

腦內主要的神經傳導物質和其功能

的「液體腦」不禁讓人想起公元 300 年尼撒之貴格利崴（Gregory of Nyssa）的描述：「心智以令人難以解釋和理解的方式接近本性，並與本性發生接觸，它被視為既在本質內，也在本質周圍，未被放置其內，也未被其包圍，但卻以我們無法訴說或思想的方式，裡外兼容地存在著。」[13]

最早針對失智症的某些治療，很自然的就專注在能影響腦活動的腦化學物質。一種常見的阿滋海默病藥物多奈派齊（donepezil，商品名為愛憶欣），能促使腦分泌更多的乙醯膽鹼，增進腦的活動。另一種藥物美金剛〔審訂注：美金剛學名為 memantine。台灣之商品名有憶必佳、威智等〕，則可以阻斷過量的麩胺酸，保護神經元不被殺死。

很久以前我們在學校所接受的教導是，腦一旦發育成熟，就不會再製造新的神經元。但彼得‧埃里克森（Peter Eriksson）在 1998 年指出這樣的看法是錯誤的，腦的某些區域確實會產生新的神經元。[14] 有一種名為腦部衍生神經滋養因子（brain-derived neurotrophic factor, BDNF）的化學物質，能促使腦細胞生長。要如何才能增加 BDNF 的分泌呢？亞瑟‧奎默爾（Arthur Kramer）和科爾克‧艾瑞克森（Kirk Erickson）在 2011 年證明，體能運動能增加海馬迴的體積，並增進記憶力。[15]

其他研究也指出，即使到了成年，腦仍可以經由一種

稱為神經可塑性（neuroplasticity）的過程發生改變。這個過程包括了在神經元上形成棘（spines）之類新的子結構、在神經元之間（即突觸）製造新的連接，以及在神經元表面產生新受體。例如，研究人員認為腦部可以用重新分配和重新連接的方式，來應對受傷和訓練。不過，腦區域的功能分配被認為是相當穩定的。神經科學家羅德里戈·奎恩·啟若戈（Rodrigo Quian Quiroga）發現，給一名失智者看一些照片，失智者腦裡一個特定的神經元只對電視女演員珍妮弗·安妮斯頓（Jennifer Aniston）的照片有反應，對其他人的照片則沒有。啟若戈認為那是被儲存的抽象身分，而且可能有一個「不變、稀少和外顯的代碼」。[16] 他認為實際的情況可能比一張臉和一個神經元之間一對一的對應還要複雜，然而，這個研究結果顯示，功能和結構之間存在著某種穩定性。目前我們對腦的結構、功能和記憶的認識，仍處於研究初期。

感官

　　視覺、聽覺、嗅覺、味覺和觸覺，這五種感官使我們與世界之間的互動更加豐富。每一個感官都是無可限量的天賦，不僅幫助我們生存，而且使我們產生愉悅的感受，如對美的欣賞。感官將訊息輸入腦內，對溝通至關重要。失智者的感官有可能會隨著病程而發生變化，因此了

解每種感官的作用，能幫助我們與這些失智者進行最有效的溝通。

觸覺是新生兒最先發展出來的感覺，通常也是失智者最後喪失的感覺。我們的身體是被六百萬至一千萬個感測器組成的網絡所覆蓋；這些感測器中，有一半以上分布在我們的手、腳和臉上。在獲得許可的情況下，觸摸可以是一種具有牧靈意義的重要溝通方式。輕觸肩膀或牽手的效果很好。如果一個人躺著，觸摸他的腳也很有效。被動的觸摸，像是陽光灑落或微風輕拂在身體和臉上，也是不容低估的一種享受。

在嗅覺方面，訊號可以透過訊號通路直達腦部，與海馬迴之間只有兩到三個突觸之隔。氣味之所以可以迅速而強烈地與記憶和情緒產生聯繫，原因就在於此。例如，我們在宗教儀式中，可以使用焚香來調整控制嗅覺的作用，或透過芳香療法，使用特定氣味來改善特定症狀。2002 年有一項研究指出，檸檬香脂的香味，能很明顯地減少重度失智者的躁動行為。[17] 不過，在某些病例中，失智者可能會喪失嗅覺。[18]

透過視覺，視網膜細胞每秒鐘會傳遞十億個零碎的訊息到腦部。然後腦必須分類整理這個驚人的訊息量，決定哪些是需要注意的訊息。一般人往往會特別關注他們在視野方面的變化。正因為阿滋海默病患者經常喪失周邊視力，

要靠近這樣的失智者時，務必要從前面，而不是從側面去接近他們。和他們說話之前，眼神的交流也很重要。此外，患有阿滋海默病的人可能喪失顏色對比的辨識力，看不見藍色和紫色的色調。使用紅色、橙色和黃色可以增強對比，產生比較清晰的視覺。

在所有感官中，耳朵的感覺細胞最少，大約只有三千五百個。和所有老化的人一樣，失智者可能會喪失聽力。不過，如果一個人的反應遲滯，那可能不是聽力方面的問題，而是處理訊息的時間變長了。對失智者大吼大叫並不會縮短他們處理訊息的時間。專家建議，給予指示或問問題時，盡可能簡短，然後等候三十秒。答案可能會在等候中出現。

記憶和遺忘

記憶無所不在。我們經常被問到：「你還記得這個嗎？」當我們與家人或老朋友在一起時，我們會聽到自己說：「想當年……」，就連在教會裡，我們也聽到：「你們也當如此行，為的是記念我。」

記憶在我們的身分、學習、關係和抉擇上，不可或缺。照片和紀念品可以勾起我們對節日、假期和特別慶祝活動的回憶。國家的紀念活動和紀念碑，有助於我們記住歷史

上的重大事件。遺忘也無所不在。在忙碌的生活中，我們靠行事曆來增強記憶。我們想記住生活中像是戀愛、大病痊癒、孩子出生這些歡樂的時刻。然而，往往只有當記憶力減退，問題嚴重到開始危害我們的日常生活時，我們才會對記憶進行深入思考。記憶力減退可能是藥物、壓力或疾病所致，但我們更擔心的是像阿滋海默病這種無法逆轉的退化性腦部疾病作祟。

雖然我們尚未完全理解，但由數百個神經元所形成的神經通路，很可能是長期記憶的基礎。當細胞同時發電時，會留下一種叫做「長期增強作用」（long-term potential）的化學痕跡。例如，學習過程中訊息的重複，會強化這些神經通路，使回憶變得更容易。

記憶有幾種類型。記憶是從感官將刺激送到腦部時開始形成的，其中很多刺激會被忽略。當我們集中注意力時，**感覺記憶**可以在一秒鐘內，幾近自動地保留下來。[19] 接著，訊息進入猶如臨時便箋的短期記憶中。**短期記憶**是一種神經衝動，而不是陳舊的軌跡。短期記憶可以將大約七個訊息保留十到十五秒，有時甚至可以長達一分鐘。若輸入的訊息過多，訊息可能會很快流失。海馬迴（其位置請參閱圖 1-1）能協調短期記憶轉化成長期記憶的過程，它的功能就像一個記憶控制中心。例如，童年對敬拜聚會的記憶，可能是以聲音、氣味和情緒各自儲存在腦的相應部位內。

海馬迴可以聯繫這些負責聽覺、嗅覺、情感的腦部位，將訊息整合成一個單一事件。

透過重複、附加意義或聯想，短期記憶可在幾秒鐘內**轉化成長期記憶**。這可以說明為何複述一個新認識的人的名字，並把它聯想到你認識的人，會讓你更容易想起這個名字。

長期記憶非常穩固。在健康的腦中，回憶的能力可能會退化，但記憶卻仍非常完整。長期記憶可以是有意識的（外顯的），例如午餐所吃的食物，或初吻之類的事件記憶（episodic memory）。這些記憶通常都附帶相關的感覺。附帶很多情緒的記憶，往往可以持續一段很長的時間。例如，

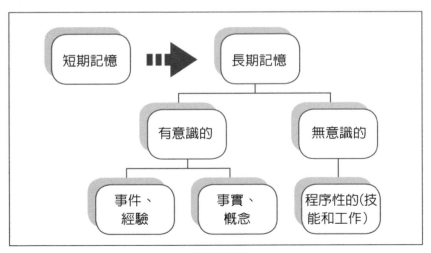

記憶的種類

許多人對 2001 年 9 月 11 日當天自己在做什麼記憶深刻，但很少人會記得前一天在做什麼。藉助海馬迴所統籌的長期記憶，我們可以將自己一生的經歷儲存下來。

有意識的記憶也包括了語意記憶，它是事實的集合體，沒有附帶任何感覺或回憶，例如九九乘法表。長期記憶也可以是無意識的（內隱的），包括程序、技能，以及幾乎不需要思考就可以完成的事，例如騎自行車、繫鞋帶、看鐘面或彈鋼琴。

不同類型的長期記憶儲存在不同的腦區域。有意識的長期記憶涉及海馬迴和其他所有的腦區域。程序性記憶儲存在腦的運動中樞，與海馬迴無關。根據神經心理學家艾米・貝爾德（Amee Baird）和絲弗琳・散森（Séverine Samson）的發現，一位患有阿滋海默病的音樂家仍然可以彈鋼琴（使用無意識的程序性記憶），但無法辨識熟悉的旋律，因為後者涉及有意識的記憶。[20]

* * *

波蘭斯基先生是我母親住在失智照護機構的鄰居。他的女兒和我初次見面時聊到波蘭食物，我才知道她父親過去三十年來每週六晚上都會在一家波蘭俱樂部彈奏鋼琴。失去妻子的波蘭斯基先生個性開朗，有迷人的笑容。有時認得出自己的家人，但因為罹患阿滋海默病，他需要接受全天候的

照顧。住在照護機構的多半是女性失智者，她們都很欣賞波蘭斯基每週一小時的表演，他一邊熟練地彈奏鋼琴，一邊高興地唱著老歌，他的喜樂大家都感受到了。

——珍妮絲

＊＊＊

什麼是遺忘？短期記憶的遺忘，意味著神經衝動已不再經由特定的神經網絡傳導。長期記憶的遺忘，則意味著，神經網絡內神經元之間突觸連接的強度變弱。修正過的結構之所以會衰退，可能是隨機發生的，或者因為帶著化學訊息的細胞經由疾病死去所致。另一種可能性是，將不同腦部位的訊息，重新整合成事件記憶的海馬迴受到損傷。記憶可能都還在，但卻無法取用。

即使是健康的腦也會進行自我修復，清除沒有經常使用的神經元連接，也就是所謂的「用進廢退」（Use it or lose it）。訓練動腦的頭腦體操（例如美國 Posit Science 推出的 BrainHQ），已被證實能幫助心智保持活躍。

睡眠與記憶

有關睡眠和作夢的生物原理，至今仍無法全盤了解，時有爭論。從演化的角度來看，睡眠期間失去意識，無非

將人或動物的安全置於極高的風險之中。既然人每天需要大量睡眠，睡眠必然是極其重要的。睡眠與記憶究竟有什麼關係？

關於睡眠的目的有兩種主要的理論。海馬迴在快速眼動（REM）的睡眠階段，會顯示出同步化波，有些人認為這種同步的細胞活動就是記憶固化（memory consolidation）[21]。第二個理論是最近幾年的發現，與腦內的清潔功能有關。膠質細胞能清除白天思考和學習時所累積的所有分子毒素和代謝物。[22] 這些輔助細胞能清除與阿滋海默病有關的過量蛋白質。已知睡眠對記憶穩固和消除不必要的蛋白質，都至關重要。失智症與睡眠障礙有關，不過我們並不清楚究竟是睡眠不足導致失智症，還是失智症擾亂了睡眠。

睡眠研究人員建議，每天應有 8 ～ 9 小時的睡眠。〔審訂注：最新研究顯示，適當的睡眠長度是一天總計 6 ～ 8 小時，包含白天的睡眠時間。超出此範圍均會增加失智症的風險。〕小睡則應該持續 90 分鐘，以完成整個睡眠週期，發揮最大的清潔功能。如果無法小睡 90 分鐘，研究人員建議小睡 20 分鐘，休息一下也好。

音樂的長期記憶

在順境和逆境時，音樂觸動人心，是其他溝通方式無

法做到的。愛麗絲·派克（Alice Parker）說：「歌唱是一種權利，也是一種需要。」[23] 音樂很顯然涉及腦的聽覺區，不過它也使用到腦的情緒中心。音樂能促進腦內啡和其他使人愉悅的化學分子的分泌，具有提神作用，甚至能引起欣快感（euphoria）。聽音樂的時候，我們整個腦部都參與其中。對非音樂家來說，腦的右半球主要負責欣賞旋律與和聲，左半球則支配韻律和語言。至於跳舞或演奏樂器的人，會使用更多的腦區域，例如控制動作，和協調的運動系統。

＊ ＊ ＊

　　我很榮幸有機會觀察一個由牧師帶領的敬拜團，團員有六名是中度到重度失智的姊妹。當阿卡貝拉的人聲合唱開始時，好些女團員雖然無法與人流暢對話，卻可以把大家耳熟能詳的讚美詩的歌詞全都唱出來，比我記得的還多。這些歌詞可能是他們年輕時背誦過的。這個敬拜團特別受歡迎的詩歌包括了〈奇異恩典〉、〈聖哉、聖哉、聖哉〉、〈祢真偉大〉、〈耶穌恩友〉、〈我的眼睛已經看見〉、〈禱告良辰〉、〈美哉主耶穌〉和〈有福的確據〉。

——珍妮絲

＊ ＊ ＊

　　有幾個著名的影片，記錄了重度失智者雖然喪失溝通

能力，但他們在聽到自己喜愛的音樂時，仍有開心的反應，變得活潑又多話。[24, 25] 這些音樂帶來的影響可以持續幾小時或幾天，而且能激發他們的記憶。一項 2015 年發表的研究，專門探討人在年輕時所形成的音樂記憶，為何在重度失智者腦裡仍被保留下來。在研究人員的安排下，年近 30 歲的受試者一邊聽他們年輕時聽的音樂，一邊接受腦部掃描。掃描結果顯示出，負責長期音樂記憶的主要區域（見圖 1-6 圖像 A 疊加的主要區域）。[26] 令人訝異的是，在阿滋

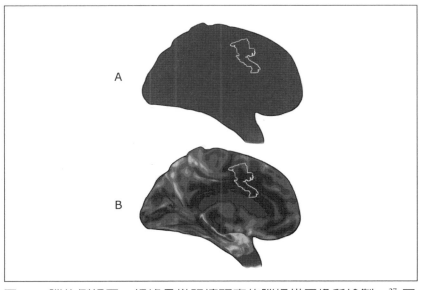

圖 1-6　腦的側視圖，根據音樂記憶研究的腦掃描圖像所繪製。[27] 圖像 A 顯示，與長期音樂記憶相關的腦區域。圖像 B 顯示，阿滋海默病造成的灰質萎縮。淡色區域代表嚴重損傷，深色區域則代表輕微或沒有損傷。由此可見，阿滋海默病對音樂記憶相對應的腦區域，沒有造成損傷或損傷很低。

海默病患者的同樣的區域，並未受損（見圖 1-6 的 B）。

每個要去探訪阿滋海默病患者的人，都該學的一堂課是：播放當事人年輕時聽過的音樂，包括詩歌、十大熱門歌曲、老歌和流行音樂。

從神經科學角度看自我

儘管有過去幾十年來神經科學的研究成果，科學家們至今尚未辨識出哪一個腦的區域是「自我」或「心靈」的中心。現代神經科學對認識人腦的解剖構造和部分功能已大有進展，這有助於成癮、中風、憂鬱、創傷、癲癇、腫瘤、失智症和其他主要腦部疾病方面的治療。然而，即使是最新的腦圖譜，[28] 也沒有顯示出任何一個腦的部位與「自我」有關。一位期刊編輯如此寫道：

> 我們大多數人都有一種強烈的直覺，認為我們的自我是一個無法簡化的整體，因此，我們的知覺和思想必定是匯集在我們腦裡的某處，然後在那裡決定我們未來的行動。然而，就我們所知，這樣的觀點並不正確──不同的心理歷程是由不同的腦區域導引的，並沒有任何證據支持腦裡有任何中央控制器存在。[29]

早上醒來時，你怎麼知道你就是你自己呢？我們所稱「自我」的有些部分，和我們的結構是有關聯的。[30] 海馬迴

處理經驗和故事，因此也處理我們一生的經歷。在中腦內，杏仁核和情緒系統依照我們的行為而發出無意識的行動，塑造出我們所認為的自我。這包括我們的舉止、情緒溫度、擔心或生氣的傾向，以及我們如何找到樂趣。腦部皮質確定我們所認為的自我，因為它是我們思想坐落之處，也是我們好惡的所在地。

近一步細分對「自我」有特定貢獻的幾個腦部位。前額葉皮層（prefrontal cortex）是我們思想、計畫、想像力和解決問題能力的起源地。眼窩額皮質區（orbitofrontal cortex）則為我們提供目標、道德感和倫理，它可能是良心的所在地。後頂葉皮質（posterior parietal cortex）與區分自我和非自我有關，被認為能建立自我的邊界。顳葉使我們可以識別場景和對象，以及處理聲音和語言。還有特殊的結構來負責辨別臉孔。[31] 我們在音樂、藝術和體育方面的才能，分布在不同的腦部位，這也構成了一部分我們所認為的自我。既然沒有任何一個腦部位可以定義成「自我」，就沒有證據證明失智症會摧毀我們的「自我」。

透過研究那些經歷過無意識或昏迷的腦傷病患，神經科學家已辨識出一些與意識有關聯的身體結構。他們確定視丘和大腦皮質這兩個部位，與意識、注意力和自我參照（self-reference）有關。[32] 最近的一項研究發現，有一種「荊棘冠冕」（crown of thorns） 狀的細胞連續環繞在一

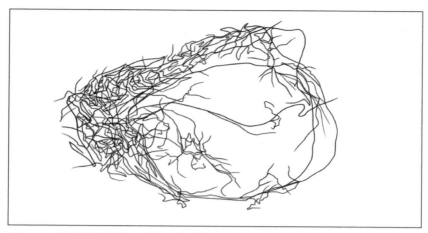

圖 1-7　小鼠腦內的一個巨大神經元，連續環繞在腦外圍。此研究
　　　　報告的作者將它稱為「荊棘冠冕神經元」（Crown of Thorns
　　　　Neuron）。

隻小鼠的腦周圍（見圖 1-7）。這個細胞有不尋常的環型結
構，而且與感覺的輸入和輸出有明顯的連接，這項研究的
作者認為它很可能與意識有關。不過，到目前為止，這只
是臆測。[33]

　　其實，要理解人為什麼會有主觀體驗，挑戰更大。眼
睛吸收紅光，進而產生一個訊號傳到腦，然後腦知道稱它
為「紅色」，這其中的原理容易理解。但至今還不清楚的
是，這個人為什麼會感受到紅色。這種與腦部接受刺激有
關的主觀體驗，就是一個「感質」（qualia）的例子。諾登
寫道：「要檢視意識為何好像是正發生在『我』身上的『某

事』，實在非常具有挑戰性。」[34]

從神經科學的角度看靈性

* * *

　　我的母親失智一段時間之後，再也無法清楚說出句子了。有一次她非常流暢地說：「我知道他認識我。」我當時只能把「他」解讀成「上帝」，這樣才能明白她說這句話的意思。儘管我們可以用混亂迷糊來形容她的情況，但我們十分確定，也明白，上帝認識她就是一個令人驚異的宣告。她的活力令我肅然起敬，我不禁在想，究竟是什麼經歷讓我母親會說出這樣的話。

——珍妮絲

* * *

　　早在腦部影像技術發展出來之前，研究人員就已明確提出了兩個截然不同的假說，來解釋靈性經驗。第一個假說是，靈性經驗發生在心靈層面，而不是腦層面，所以腦裡不會出現任何訊號。第二個假說是，腦裡存在一個特定的模組，能隨著心理特徵的演變，而逐漸發展出靈性經驗。雖然這方面的研究還處於初期，但顯然這兩種假設都不正確。

靈性就像「自我」一樣，不是侷限於一處的經驗，它遍布在整個腦部。安德魯·紐伯格（Andrew Newberg）和其他神經神學家試圖尋找靈性經驗和腦數據之間的相關性，藉此「測量」腦裡的靈性。他們用腦部掃描來觀察靈性經驗，結果發現，不論是修士默想，或是修女做歸心祈禱，在這些靈性經驗的過程中，他們的腦部都有一組穩定但分散的結構發生變化。沒有人可以明確指出有一個子結構在擔任內部「手機」，與上帝通話。在靈性經驗中，有些腦區域的細胞活動會增加（「發亮」），這些腦區域與注意力和情緒有關。但有趣的是，有些腦區域的活動則顯著**減少**。活動減少的區域是在後頂葉皮質，它負責區分自我和他人的邊界，能解釋個人與世界合一（unity），以及（或）個人與上帝合一的感受。[35] 根據紐伯格的說法，額葉和頂葉的活動突然減少，與「知覺發生了令人難以置信的轉移，及合一意識的體驗」有關。[36] 他認為：「額葉活動突然顯著減少，關閉了邏輯和推理，也暫時停止了日常意識，這讓其他的腦中心可以用直覺和創新的方式，去體驗世界。」[37] 根據醫界的報告，這項研究的挑戰之一就是，靈性經驗不盡相同，各種類型都有可能在腦部造成不同的識別標誌。此外，就算有最先進和複雜的測量，獲得的訊息仍是有限的；例如，目前還無法繪製出神經傳導物質的行為模式。儘管腦部掃描可以捕捉到腦部的一些物理變化，但這並不能證實它就是所有正在發生的真相。

「靈性經驗與腦活動減少有關」的這個想法很有趣，彷彿腦在休息狀態下減速執行某項功能。艾琳·克里斯多弗里（Irene Cristofori）研究腦部曾中彈受傷的越戰老兵，並試圖找出他們的靈性層面和傷口位置的關聯性。[38] 她認為，受傷的腦區域應該會造成活動變少的永久性改變。這是有關靈性經驗和腦活動的第一項研究，值得注意的是，它採用的樣本很大（116 名腦傷者和 32 名健康對照者）。他們使用 M 型量表標準化調查（M-scale standardized survey）來衡量靈性，其中包括「與存在的一切完全合一的體驗、感受神聖的體驗、對真理和現實的基本體驗、對正面情緒的深刻體驗、超越時間和空間的體驗、以及用語言解釋體驗的困難度」。[39] 令人震驚的是，在有最多靈性經驗（即最高 M 型量表分數）的那些退伍軍人之中，他們腦傷的部位與靈性經驗發生的部位相近，如圖 1-8 所示，都位於腦前方（即前額正後方）的背外側前額葉皮質皮層（dorsolateral prefrontal cortex, dlPFC）。[40]

這個結果與紐伯格的發現一致，前腦與計畫、工作記憶、抑制，及抽象推理等的執行功能有關。克里斯多弗里認為，前額葉皮質的功能下降（在此例中是子彈造成的損傷），與靈性經驗是有關聯的。研究人員提出數據之外的建議，認為正常的執行功能會抑制靈性經驗。這種直覺的想法很有道理。修士在默想操練時，他們抑制執行功能，

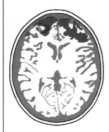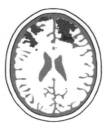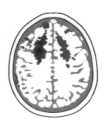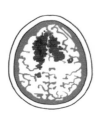

圖 1-8　全腦的橫截面掃描，取自 14 名 M 型量表分數最高的病人的
　　　　平均掃描圖像。圖上方是前額。從左側起的第一個掃描圖
　　　　像是最寬的腦部位（例如以鼻子為水平），而每一次腦部
　　　　掃描，就逐次向上移動到頭頂作切片。最暗的陰影對應相
　　　　同區域發生腦傷的病人人數，由此可以看出擁有最多靈性
　　　　經驗的人的前腦部位，是受損的。

為的是要清空心中的雜念，容許「存在」（being），而不是
「行動」（doing）。這樣的操練似乎可以提升靈性。

　　另一個著名的例子，是神經科學家吉兒・博爾特・泰
勒（Jill Bolte Taylor）自己所經歷的左側腦半球中風。中
風會造成腦部受影響區域的活動減少。泰勒這樣描繪自己
的經歷：「在世界時態消失的深淵裡，我屬世身體的邊界
溶解了，我融入宇宙中……在失去左腦的分析判斷之下，
那股安寧、安全、幸福、欣快和全知的感受，全然令我著
迷。」[41]

　　雖然這些新的研究結果仍有商榷之處，這裡我們要提
出一個大膽的提議：降低前腦的活動，確實可以增加靈性經

驗。失智症造成的腦傷，固然不像中風或中彈受傷，但原則上可能有同等的影響。事實上，神經學家布魯斯・米勒（Bruce Miller）發現，有些額顳葉失智症（frontotemporal dementia）病人展露出音樂天賦，他將此歸因於左側前顳葉區域受損。他寫道：「一個腦區域喪失功能，卻可以在別處發揮新功能。」[42] 我們在這裡的假設是，失智症並不會使靈性終止，而且由現代科學也能理解靈性經驗有可能增加。

結論

　　音樂、靈性、自我和幽默感，遍布在整個腦部，因而導致失智的疾病不見得會使它們消失。我們不能認定自己完全知道失智者所經歷的點點滴滴，但研究人員已開始在腦裡探測過去哲學家和神學家所臆測的「自我」、「意識」和「靈性」等概念。雖然眾說紛紜，但本章所陳述的研究顯示，腦遠比我們大多數人想得還要複雜。即使面對疾病帶來的傷害，我們也不應低估腦的能力。阿滋海默病和相關的失智症，是因為身體一個器官生病所致，就是這樣。圍繞在他們身上的污名是不合理的。

　　人的腦的確是一個奇妙的存在，它是神奇妙創造中令人驚嘆的一部分，確實是上帝榮耀的標記。認知心理學家史蒂文・平克（Steven Pinker）表達出許多人的觀點，認為

人腦最終可能過於有限，讓我們無法了解自己：

> 腦是演化的產物，而且人腦和動物的腦一樣，都有其
> 限制。我們的腦不能容納一百個數字的記憶，也無法
> 具體想像七維空間，或許也不能憑直覺去理解從外面
> 觀察到的神經訊息處理，怎麼會在裡面產生主觀體
> 驗。我對這點相當有把握，不過我也必須承認，如果
> 將來有一個像達爾文或愛因斯坦那樣聰明絕頂的天
> 才，提出一個令人震驚、揭露真相的新想法，這個理
> 論有可能會被推翻。[43]

身為心理學家和神學家的杰‧海若德‧艾倫斯（J.
Harold Ellens）寫道：「你或許可以說我們活在一個受各種
力量影響的環境中，它看似自然而世俗，實際上卻超然不
凡。」[44]最終，我們不禁要讚嘆腦井然有序的源頭，還有，
我們的腦何其美麗和複雜，反映出獨一聖潔上帝的偉大。

反思問題

* 最近關於健康之人的腦記憶容量的發現，是否
  改變了你對人類潛能的看法？弗洛伊德曾說，早
  在我們指稱的第一個記憶之前，我們的腦就已經
  儲存了大量的過往經驗。你最早的記憶是什麼？
  這個答案在你成年後有改變嗎？你覺得自己為什
  麼會選擇它作為你最早的記憶？我們要如何尊重
  「記憶」這份禮物？

* 我們都知道要維護心臟的健康，你想過要維護你
  的腦的健康嗎？你要如何照顧自己的心理健康，
  像照顧身體健康那樣，珍惜它、重視它？

* 你禱告時，用什麼來禱告？耶穌說：「你要盡心、
  盡性、盡意愛主你的上帝」（馬太福音 22:37）。
  在過去的年代，人們相信人的「思考中心」是心
  臟，不是腦。用你整個腦去盡性、盡意愛上帝，
  你會有什麼感受？

* 我們不知道是否所有的靈性經驗都有其生理基
  礎，克里斯多弗里的研究所討論到的靈性經驗似
  乎都有。如果靈性經驗確實有其生理基礎，這生

理基礎會使靈性經驗減少嗎？靈性經驗是否完全出於我們的意願，以致我們可以有意識或潛意識地操作我們腦的一部分？那些我們沒有祈求的靈性經驗，和那些自然而然發生的，如同聖女大德蘭（St. Teresa of Avila）所描述的「我們毫不知情、也沒有任何意願」的經驗，又是怎麼一回事呢？

＊ 如果能擴展我們的思想，是否可以得到以下的結論：要在靈性上經歷上帝，我們需要放棄想主導一切的自我中心傾向？（「我們本不曉得當怎樣禱告，只是聖靈親自用說不出來的歎息替我們禱告。」──羅馬書 8:26。）

注釋

1. Keith Ward, *By Faith and Reason: The Essential Keith Ward*, eds. Wm. Curtis Holtzen and Roberto Sirvent (Eugene, OR: Wipf and Stock, 2012). 在 155 頁，他寫道：「原則上意識本身是可以實質存在的，因此它也能持續存在於身體其他形式。」

2. John Polkinghorn, *Living with Hope* (Louisville, KY: Westminster John Knox Press, 2003). 在 45 頁，他寫道：「真正的我並不是由身體中千變萬化的原子組成的，而是由這些原子組成極其複雜的訊息存載模式。真正的我就是心靈，這個訊息模式正符合二十一世紀科學開始從複雜系統研究中發現的概念——訊息和能量同為基本的類別。」

3. Wesley Wildman, "A Theological Challenge: Coordinating Biological, Social, and Religious Visions of Humanity," *Zygon* 33, no. 4 (1998): 571-597.

4. David Keck, *Forgetting Whose We Are* (Nashville: Abingdon Press, 1996), 13.

5. Jeannette Norden, *The Human Brain* (Chantilly, VA: The Teaching Company, 2007), 1.

6. Peggy Mason, *Medical Neurobiology*, 2nd ed. (New York: Oxford University Press, 2017), 6.

7. Michel Hofman, "Evolution of the Human Brain: When Bigger is Better," *Frontiers in Neuroanatomy* 8 (2014): 15.

8. Carl Zimmer, "The New Science of the Brain," *National Geographic Magazine*, February 2014, 36.

9. Image adapted from Ruopeng Wang, Lawrence L. Wald, Athinoula A. Martinos, *Science* 342, no. 6158 (2013): cover.

10. Carla Shatz, "The Developing Brain," *Scientific American* 267 (1992): 60-

67, doi:10.1038/scientificamerican0992-60.

11. Thomas M. Bartol Jr., Cailey Bromer, Justin Kinney, et al., "Nanoconnectomic Upper Bound on the Variability of Synaptic Plasticity," *eLife* 4:e10778 (2015), doi: 10.7554/eLife.10778.

12. Candace Pert, Michael Ruff, Richard Weber, and Miles Herkenham, "Neuropeptides and their Receptors: A Psychosomatic Network," *Journal of Immunology* 135 (1985): 820-826.

13. Gregory of Nyssa, "On the Soul and Resurrection," quoted in Kathryn Tanner, *Christ the Key* (Cambridge: Cambridge University Press, 2010), 38.

14. Peter Eriksson et al., "Neurogenesis in the Adult Human Hippocampus," *Nature Medicine* 4 (1998): 1313-1317.

15. Kirk Erickson et al., "Exercise Training Increases Size of Hippocampus and Improves Memory," *Proceedings of the National Academy of Science* 108 (2011): 3017-3022.

16. R. Quian Quiroga, L. Reddy, G. Kreiman, et al., "Invariant Visual Representation by Single Neurons in the Human Brain," *Nature* 435 (2005): 1102-1107. The Healthy Brain 23

17. Clive G. Ballard et al., "Aromatherapy as a Safe and Effective Treatment for the Management of Agitation in Severe Dementia: the Results of a Double-blind, Placebo-controlled Trial with Melissa," *Journal of Clinical Psychiatry* 63, no. 7 (2002): 553-558.

18. D. P. Devanand et al., "Olfactory Deficits Predict Cognitive Decline and Alzheimer Dementia in an Urban Community," *Neurology* 84, no. 2 (2015): 182-189.

19. Luke Mastin, "The Human Memory," last modified 2010, accessed May 2,

2016, http://www.lukemastin.com/humanmemory/types.html.

20. Amee Baird and Séverine Samson, "Memory for Music in Alzheimer's Disease: Unforgettable? " *Neuropsychology Review* 19 (2009): 85-101.

21. Mason, 460.

22. Lulu Xie et al., "Sleep Drives Metabolite Clearance from the Adult Brain," *Science* 342, no. 6156 (2013): 373-377.

23. Alice Parker, interview by Krista Tippett, "Singing is the Most Companionable of Arts," *On Being*, National Public Radio, December 8, 2016, accessed November 11, 2017, https://onbeing.org/programs/alice-parker-singing-is-the -most-companionable-of-arts.

24. "Man in Nursing Home Reacts to Hearing Music from His Era," musicandmemory.org, accessed November 6, 2017, https://www.youtube.com/watch?v=fyZQ f0p73QM.

25. Naomi Feil, "Gladys Wilson and Naomi Feil," accessed November 18, 2017, https://www.youtube.com/watch?v=CrZXz10FcVM.

26. Jörn-Henrik Jacobsen et al., "Why Musical Memory can be Preserved in Advanced Alzheimer's Disease," *Brain* 138 (2015): 2438-2450.

27. Michael Glasser et al., "A Multi-modal Parcellation of Human Cerebral Cortex," *Nature* 536 (2016): 171-178.

28. Jacobsen et al., 2438-2450.

29. Editorial, "In Search of Self," *Nature Neuroscience* 5 (2002): 1099.

30. Norden, 13.

31. Jia Liu, Alison Harris, and Nancy Kanwisher, "Perception of Face Parts and Face Configurations: An fMRI Study," *Journal of Cognitive Neuroscience* 22, no. 1 (2010): 203–211.

32. Norden, 24.

33. Christof Koch et al., reported in "Giant Neuron Encircles Entire Brain of a Mouse," by Sara Reardon, *Nature* 543 (2017): 14-15.

34. Norden, 25.

35. Andrew Newberg et al., "The Measurement of Regional Cerebral Blood Flow during the Complex Cognitive Task of Meditation: a Preliminary SPECT Study," *Psychiatry Research: Neuroimaging* 106, no. 2 (2001): 113-122.

36. Andrew Newberg and Mark Robert Waldman, *How Enlightenment Changes Your Brain* (New York: Avery, 2017), 86.

37. Ibid., 91.

38. Irene Cristofori, Joseph Bulbulia, John H. Shaver, et al., "Neural Correlates of Mystical Experience," *Neurophysologia* 80 (2016): 212-220.

39. Frederick S. Barrett, Matthew W. Johnson, and Roland R. Griffiths, "Validation of the Revised Mystical Experience Questionnaire in Experimental Sessions with Psilocybin," *Journal of Psychopharmacology* 29, no. 11 (2015): 1182-1190.

40. Cristofori, 216.

41. Jill Bolte Taylor, *My Stroke of Insight: A Brain Scientist's Personal Journey* (New York: Viking, 2009), 50-51.

42. B. L. Miller, K. Boone, J. L. Cummings, et al., "Functional Correlates of Musical and Visual Ability in Fronto-temporal Dementia," *British Journal of Psychiatry* 176 (2000): 458-463, doi: 10.1192/bjp.176.5.458.

43 Steven Pinker, "The Brain. The Mystery of Consciousness," *Time Magazine*, January 29, 2007, accessed November 18, 2017, http://content.

time.com/time /magazine/article/0,9171,1580394-6,00.html.

44. J. Harold Ellens, *Understanding Religious Experiences: What the Bible Says about Spirituality* (Westport, CT: Praeger, 2008), 96.

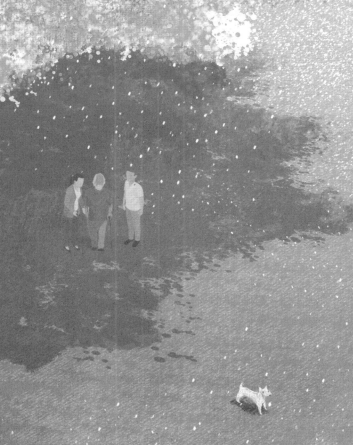

第二章　失智者的腦

失智症是一種漸進式的腦部退化，包括了因為腦神經元永久性損傷或死亡造成的記憶力、判斷力、語言、複雜運動技能，和其他智能功能的喪失。在歷史上的其他時期，失智症多半是由各種疾病所造成。1900 年，65 歲以上的人大約只佔了人口的 4%，當時導致失智症最顯著的原因是病程很長的梅毒。現今人的壽命越來越長，美國有 15％的人超過 65 歲，而阿滋海默病是失智最常見的病因，佔所有失智症病例的 60% 到 80%，也是第六大的死亡原因。其他導致失智症的疾病包括路易體病（Lewy Body disease）、血管性失智症、額顳葉失智症、中風、亨丁頓舞蹈病（Huntington's）、帕金森氏病（Parkinson's）、庫賈氏病（Creutzfeldt Jacob）、酒精中毒和愛滋病。由於較常見，因此阿滋海默病將是本章的焦點。在接下來的章節中，關於失智者的靈性和接受度的觀察，則可適用於所有導致失智症的疾病。

　　將失智症與老化相關形式的記憶喪失區分開來，是很重要的，後者通常是正常老化的現象。老化造成的記憶喪失，至少有一部分是因為血液流動、睡眠、修復機制，和其他因素的效率隨著年齡增加而降低。從 25 歲左右開始，在正常老化的過程中，位於腦中心與記憶相關的結構海馬迴，每十年便會失去 5% 的細胞。正常老化可能還包括忘記名字或約會，但之後會想起，有時候無法找到正確的用詞，

以及將房屋鑰匙等物品放錯地方，然後卻仍可憑記憶沿路返回而找到它們。

　　介於阿滋海默病和正常老化之間的，是一種稱為輕度認知障礙（MCI）的狀況，症狀是記憶、語言、思維和判斷方面出現問題。有這種病症的人可能會意識到自己的記憶力或心理功能已經「退步」，其他人可能也注意到這個現象。這些退步並沒有嚴重到會明顯干擾到日常活動，例子包括忘記約會或社交活動，思路中斷或忘記談話的重點，在做決定或理解指示時感到茫然，在熟悉的環境中找不到路，易衝動或判斷力變差。許多 65 歲以上的人患有輕度認知障礙；其中有些人可能會繼續惡化成阿滋海默病，但並不是很多人都會這樣。有些個案的症狀會逆轉，或維持穩定。

　　從科學的角度來看，導致失智症的是不折不扣的腦部疾病。我們既然不會對心臟或其他器官的疾病污名化，也就沒有正當理由對失智症污名化。

阿滋海默病的媒介

　　阿滋海默病是一種退化性疾病，會在五到二十年（平均八年）內導致腦功能退化。[1] 健康的腦有專門的機制來清除使用後而積累的代謝物和毒素。如第一章所述，研究人

員認為，這種重要的「清潔」功能，大部分發生在睡眠期間。β-類澱粉蛋白（Beta-amyloid）是腦裡自然形成的一種小蛋白質。我們並不清楚它平常的作用，但有些人認為，它在正常情況下具有保護的功能。一些提出「類澱粉蛋白假說」（amyloid hypothesis）的研究人員認為，β-類澱粉蛋白會在腦細胞外的區域，大量積聚到有毒的程度，並凝結成顯微鏡下才看得到的灰白色斑塊（plaque）。這種斑塊堆積，過去只能在屍體解剖中觀察到，現在藉助正子掃描（PET Scan），也可以在活體身上觀察到。其他掃描，如電腦斷層造影檢查（CAT）、單光子射出電腦斷層造影（SPECT）和各種形式的磁振造影（MRI），也可以顯示出阿滋海默病的其他徵兆，包括腦萎縮。參見圖 2-1。

此外，通常位於腦內的 tau 蛋白，會在腦細胞內積聚成深色纖維纏結（tangles），見圖 2-2。在阿滋海默病的病程中，過多的斑塊和纏結，最終會殺死腦細胞，導致腦部萎縮。斑塊和纏結逕自恣意產生的原因不明，這意味著阿滋海默病的真正病因，尚未被發現。目前無法確知這樣的斑塊和纏結，是否會導致這疾病，或它們是否是該病的副產物。腦製造這些蛋白質，會不會是要保護自己不受真正病因的影響？目前還沒有明確的答案。

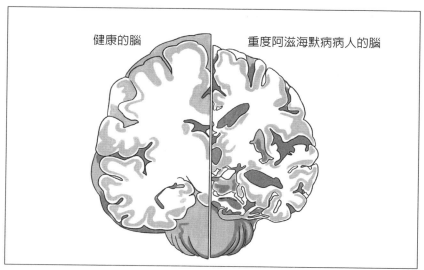

圖 2-1　屍體解剖的腦圖像：左側是健康的腦，大腦皮質外圍有完整的
　　　　皺褶。右側是重度阿滋海默病病人的腦，呈現出神經元死亡所造
　　　　成的萎縮，和體積增加的腦室（腦內包含液體的腔隙）。

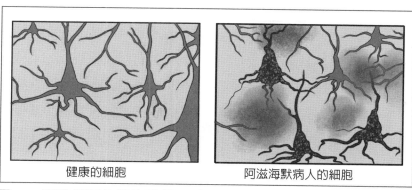

圖 2-2　顯微鏡下的健康神經元（左）和阿滋海默病人（右）的神
　　　　經元。後者顯示出腦細胞外圍呈灰白球狀的斑塊，tau 蛋白
　　　　形成的深色纏結則在三角形的細胞體內。

失智症病程的階段和記憶保留

專家們在討論阿滋海默病時發現，承認這疾病所帶來的損失固然重要，鑒於第一章描述的人腦的複雜性，也要重視每個階段**留存**的記憶和能力。腦裡第一個受斑塊和纏結影響的區域是海馬迴，海馬迴被認為是負責鞏固短期記憶成為長期記憶，以及組織空間訊息的部位。海馬迴功能下降，會造成短期記憶喪失和定向力障礙，這些通常是阿滋海默病最先出現的症狀。隨著斑塊和纏結在其他區域慢慢累積，其他的症狀大致會以可預測的模式出現在這個疾病的初期（圖 2-3）、中期（圖 2-4）和晚期（圖 2-5）。[2] 宣稱阿滋海默病患者的整個腦都受損是**不**正確的。臉書上有一篇廣為流傳的貼文，對阿滋海默病的病程有錯誤的認識：「醫師這樣向我描述，被囚禁在自己迅速萎縮的腦裡。」[3] 這類錯誤的訊息只會增加失智症的污名，和大家對這個疾病的恐懼。

阿滋海默病的病程有三個階段。初期特徵是喪失日常記憶，以及難以執行例如核對收支結餘，或使用手機的事務。記憶、思考和計畫，是最先受到影響的功能。由於識別地點和導航技能減退，病人會重複敘述沒有事實根據的故事，並出現空間定向障礙。即使人在家，卻還有要「回家」的欲望。在太陽下山時，會發生易怒、激動，甚至幻覺增加的現象，這種症狀被稱為日落症候群（sundowning）。日落

症候群的起因不明，但研究人員測量到，失智者在這段時間壓力荷爾蒙皮質醇（cortisol）升高，這或許是導致日落症候群的原因。[4]

在阿滋海默病初期，腦部負責執行功能的區域，也會受損，進而在駕駛汽車和處理金錢之類的事務上變得困難。事件記憶受到影響，特徵包括忘記最近學到的資訊、重複詢問相同的訊息、忘記季節和日期、忘記自己身在何處，以及自己是如何到達該處的。失智者可能會在辨認物體和識別其用途上出現困難（失認症〔agnosia〕）。他們可能會將物品放在不尋常的地方，例如將鑰匙放在冰箱的冷凍庫裡。

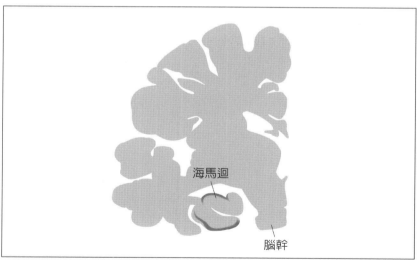

圖 2-3　這是初期失智者病逝後的腦切片圖，tau 蛋白破壞了海馬迴　　　附近的腦部位（深色陰影）。[5]

也可能在辨識人方面出現困難，並經歷個性改變和情緒波動。這個階段的牧靈關懷重點，包括正視失智者及其親人感受到的強烈悲傷和焦慮。正如第七章所討論的，鼓勵他們尋求精神和社會支持尤為重要。

失智者在初期仍有大量的腦活動在支持大多數的日常功能。這個階段多數人（80%）通常仍住在家裡，由家人或居家服務提供護理。許多人選擇類似住家環境的安養機構，因為這些機構通常允許失智者使用自己的家具。這個階段的失智者仍然認得家人和朋友，享受與他們相處的時間，並參加宗教聚會。逢年過節，他們仍能慶祝，也可以外出用餐或參加其他活動。家庭團聚、含飴弄孫、養寵物和擁有個人的嗜好，都是這個階段可以做的事。一些失智症專業人士指出，初期的失智者偶爾會變得「開朗外向」，因為他們卸下了過去令他們不堪負荷的重擔。

中期失智者（見下文）會越來越多使用長期記憶。例如，他們可能會以為自己回到了兒時的家。

＊　＊　＊

當母親開始認不出我是誰時，她以為我是她高中時期最要好的朋友。雖然我為她持續惡化的病情感到沮喪，但我學會欣賞我母親這樣的調適，因為她是在繪製自己的長期記憶，盡其所能地在轉變，並將我放置在她所愛的人的類別裡。

我最初的念頭是糾正她，不過我發現最好的情況就是保持在這個為時不久的另類現實裡。我竟然能成為母親最要好的朋友，這對我彌足珍貴，我也反思，原來我們可以在不同的身分中持續分享愛。

——珍妮絲

* * *

失智症中期會陸續出現其他挑戰。語言困難是其中之一，這是負責語言的腦區域受損的結果。失語症（aphasia）是指，說話或理解字詞出現困難或喪失能力，以及不自主地重複字詞。阿滋海默病中期的患者開始在造句上出現問題。旅行也將成為挑戰，因為他們喪失身體的協調能力，行走有困難，甚至可能出現尿失禁。他們可能會有攻擊性、妄想，或衝動的行為。在過去十年中，我們對行為改變有很多認識。在認定一個人的行為是出於身體或情緒之前，我們要檢查他生活條件的因素。[6]

這個階段牧靈關懷者的角色，可以是陪伴之類的服事，幫助失智者確信他們並沒有與上帝的愛隔絕，他們仍然是社區的一份子（他們並不孤單）。神學家約翰・斯溫頓鼓勵我們，無論如何都要使失智者得益處。[7]藉由個人的宗教背景，節錄熟悉的經文和簡短的讚美詩，透過蠟燭、十字架、念珠或聖經等象徵性物品，與他們建立良好的

關係。照顧者和家人需要為護理需求的增加，以及可能轉移到護理機構作出艱難的決定時，他們可能也需要有人支持。關於像是財務方面的複雜決定，社工人員也可以提供很多協助。

　　中期失智者也許仍然可以在家裡接受全時間的照顧，或住在安養機構。他們有時候認得親人，喜歡藉由舊照片和心愛的物品（如第六章所敘述的記憶盒）追憶過去。他們可能仍然對食物很有興趣，不過因為拿餐具變得困難，通常最適合他們的是直接用手抓著吃的食物。社交、唱歌和背誦經文，可能也是很合適的活動。如果照顧者和訪客

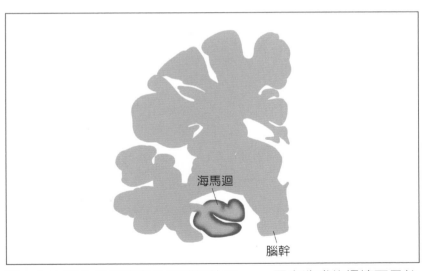

圖 2-4　中期失智者病逝後的腦切片圖，tau 蛋白造成的損壞可見於海馬迴。[8]

能維持比較慢而正常的講話節奏，並提供大部分的談話內容，和失智者交談是可能的。使用熟悉的成語，甚至是家庭笑話，通常都能帶來歡笑和安慰。這個階段具有挑戰性，但也不乏歡樂、歡笑和心靈相通的時刻。

晚期失智症的症狀是認知能力明顯下降，失智者無法溝通，也無法照顧自己。睡眠或打盹的時間通常會很長，即使是坐著或坐在輪椅上也會睡著。失智者可能需要別人餵食，而且依照他牙齒健康和吞嚥的狀況，可能需要吃流質食物。在健康方面，失智者可能會經常出現感染，相當常見的例子如泌尿道感染，進而導致精神和身體方面的不

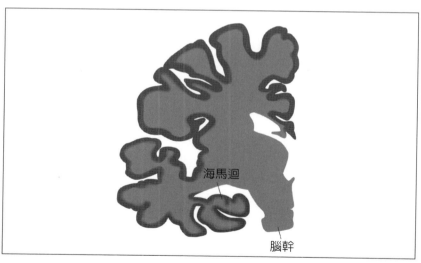

圖 2-5 晚期失智者病逝後的腦切片圖，大範圍的損壞可見於海馬迴和大腦皮質。[9]

適。如果未經治療，這些感染會導致敗血症，甚至造成死亡。失智者也有罹患肺炎的風險，通常是因不慎將食物或飲料吸入氣管而引起感染。治療感染和其他醫療問題可能會為家庭帶來挑戰。[10] 針對失智症的預先醫療照護指示（advanced medical directives），提供失智症各個階段的照護目標，會非常有幫助。擁有醫療照護授權書、永久性授權書，以及聯合支票賬戶，則格外重要。

最終，在失智症末期，失智者的身體開始停止發揮作用，據推測可能是因為腦的支持能力下降所致。一開始他們可能會不想吃太多食物，甚至會拒絕他們最喜愛的食物。醫務人員和臨終關懷人員要盡快告訴家人，他們並不是要故意挨餓；他們拒絕食物，是因為身體不需要食物或沒有體力進食。這時候若強迫進食，會造成失智者身體極度不適。美國各州的規定和要求不一，但臨終關懷可能是很合適的安排。這段期間，牧靈關懷的重點，是為失智者及家人提供精神上的安慰和確據。這是家人和朋友向失智者表達關愛和謝意的時刻。熟悉的音樂和祈禱文，是臨終儀式珍貴的部分。死亡的過程可以相當平靜。

像阿滋海默病之類的疾病到了末期時，病人似乎仍可感受到愛和靈性，並享受觸覺和音樂。病人偶爾會說出連貫且極富意義的句子，非常值得耐心等候。斯溫頓將這些稱為「偶發性清醒」（sporadic lucidity）。[11] 有些報告說，

臨終的人會有清醒的時刻，因為他們知道死亡將至。正如一首古老的讚美詩所說的：「救主榮耀恩典大光中，世上事必然顯為虛空。」[12] 我們不知道晚期失智者正在經歷的事，能在如此神聖的時刻陪伴他們，實屬榮幸。

在阿滋海默病的病程進展中，有許多失去，就像苦行者的旅程——篩去其他的一切，只留下愛和靈性的真相、觸摸的舒適體驗，以及音樂的欣賞。雖然科學提供很多說法，來解釋這些失去與短期記憶、長期記憶、身體協調、執行，甚至原始功能有所關聯，但卻無法解釋仍然存留部分之重要層面。最後，最有意義和最重要的，似乎就是「真相」。

阿滋海默病的診斷

阿滋海默病與老化有關，但它**不是**正常的老化。許多人試圖接受失智症是老化的一部分。然而，它應該被視為一種需要診斷和治療的疾病。診斷失智症為何是必要的，有幾個重要的原因。首先，記憶喪失可能是其他身體問題造成的，例如感染。準確的診斷非常重要，因為可能有可以治療的方式。記憶喪失的其他可能原因，包括藥物併發症、腦腫瘤或中風、帕金森氏病、憂鬱症、維生素 B_{12} 缺乏症和甲狀腺疾病。其次，得知診斷對開始計畫照顧、確認照顧者，和找到合適住所也很重要。由於診斷相當複雜，

最好能請專科醫生，如神經科醫生或老年科醫生，進行診斷。診斷的測試包括實驗室分析、腦部影像和神經心理學檢查。支持團體可以幫助失智者和他們的家人了解在地資源，聽取建議，來提高他們的生活品質。

阿滋海默病的風險

阿滋海默病的最大風險在於年齡。美國 60 ～ 74 歲的人當中，有 3% 罹患阿滋海默病，75 ～ 85 歲的有 17%，85 歲或 85 歲以上的人則佔了 32%。在所有阿滋海默病患者中，82% 是 75 歲或 75 歲以上。雖然總是有希望治癒，但由於美國老年人口攀升，到 2050 年，患病的人口比例可能會增加到三倍。

阿滋海默病患者中有三分之二是女性，原因不明，可能的因素包括女性往往較長壽、病因與雌激素有關，以及在現今世代來看教育程度較低。非裔美國人罹患阿滋海默病的機率大約是白種人的兩倍，而拉丁美洲人患病的機率是白種人的一倍半。亞裔美國人發病率則最低。種族的差異，可能與種族群體之間心血管疾病和糖尿病的發生率有關。有些證據指向社會經濟風險因素的差異，例如童年時期遭遇不幸和歧視、貧困、教育程度低，以及醫療保健的差別待遇。[13] 近年來，教育與阿滋海默病的適度趨緩一直息息相關，強調「認知儲備」的概念——也就是說，腦使用

得越多，突觸形成得越多，就會有更好的韌性面對晚年失智症。[14]

我們並不清楚阿滋海默病的起源，但許多人認為它是由多種因素引起的。只有極少數的案例（低於 1%）完全是由遺傳造成，這種類型通常初期發病的時間是在 65 歲之前，被稱為「家族性阿滋海默病」。此外，65 歲以上患有唐氏症（一種遺傳病）的人，有四分之三罹患阿滋海默病。

家族病史與一種名叫載脂蛋白 E4（APOE4）的基因若同時出現，會增加罹患阿滋海默病的風險，但並不見得就一定會得病。載脂蛋白 E 基因有三種類型：載脂蛋白 E2、E3 和 E4。每個人都有兩個載脂蛋白 E 對偶基因，這意味著，一個人可能有 E2/E2 或 E2/E3 等基因組合。最常見的類型是 E3，它沒有罹患阿滋海默病的風險。擁有 E2 比較罕見，這種基因似乎可以降低風險。有 E4 基因的人，罹患阿滋海默病的風險比較大。帶有 E4 的基因組合（如 E3/E4）會使風險增加兩到三倍（據估計大約 20% 的人口具有這種組合）。兩個對偶基因都是 E4 的組合（E4/E4），會使風險增加十二倍（只有 3% 的人口有 E4/E4）。據估計，40% 到 65% 的阿滋海默病患者擁有一個或兩個 E4 的對偶基因。載脂蛋白 E 的對偶基因分別遺傳自父親和母親。如果父親或母親患有阿滋海默病，他（她）可能有 0、1 或 2 個 APOE4 基因，但即使父親或母親擁有一個 APOE4 基因，他（她）

也不見得會將該基因傳給子女。基因檢測通常只在臨床試驗中進行。儘管這個測試可經由直接對消費者推銷的公司，提供給公眾使用，重要的是要做好心理準備，了解到目前對於如何在每一個遺傳病例中預防失智症，並沒有一致的看法。

其他風險包括創傷性腦損傷，例如跌倒、車禍或運動傷害。一些罹患阿滋海默病的風險是可以避開的。我們提過有氧運動的優點，大家普遍認同它對每個人都有益處。一些研究對「有氧運動」的描述是，每週三到五次，每次持續二十分鐘運動，運動過程中呼吸的強度會使人很難與人交談。運動能強健心血管系統，包括腦的小微血管，這些小微血管在輸送營養、清除毒素和有害代謝物，以及預防輕微腦出血或中風方面，扮演非常重要的角色。正如第一章所討論的，運動也可以增加腦部衍生神經滋養因子（BDNF）的分泌，進而促使海馬迴內長出新的神經元。

飲食似乎也非常重要。提供腦部最佳燃料的食物是核桃、酪梨、橄欖、鮭魚，和其他食物中的「好」脂肪，而不是糖或「壞」脂肪。優質蛋白質、蔬菜、少糖和少量碳水化合物，以及充足的水分，都被認為是對腦有益的健康飲食。養成攝取這些食物的習慣，可能會培養出更健康的腸道微生物群落（gut microbiome），其中有些與腦部健康有關。管控心血管性危險因素（糖尿病、肥胖、抽菸和高血壓），

極為重要,因為這些因素也會對腦部造成傷害。良好的睡眠習慣,以及壓力和憂鬱的管控也很重要。此外,社交參與和認知投入,還有學習第二語言或演奏樂器等新技能,都同樣重要。管控好這些因素,並不保證就不會罹患阿滋海默病,可能只有延緩的作用。但有一項研究估計,若能控制好以上這些因素,全世界阿滋海默症的病例可能會減少三分之一。[15]

要盡早在中年就開始保持良好的健康習慣,以防止類澱粉蛋白積聚成斑塊,這點很重要。這些斑塊早在被診斷出阿滋海默病的前十年,就已經出現在病人的腦部了。[16]

盼望

雖然目前還沒有任何可以治癒阿滋海默病的方法,但我們對腦和阿滋海默病的起源、診斷,以及如何照顧失智者持續有新的認識,這為我們帶來了盼望。幾項有希望成功的藥物試驗正在進行。如第一章所述,目前可用的藥物(例如愛憶欣和美金剛),是作用在腦內的神經傳導物質上。這些藥物可以暫時減緩病程的進展或(和)稍微改善症狀。不過這種用藥物介入的治療,對阿滋海默病中期之後的病人不太有效。腦部影像能夠檢測阿滋海默病初期的病徵,這是很成功的進展,因為要在腦還健康的情況下進行治療比較容易。根據科學家們的說法,腦一旦受到損害,

修復起來就困難多了。

神學家湯瑪斯·阿奎那（Thomas Aquinas）寫道：「信心必然與未見之事有關，盼望則與未得之事有關。」我們領受的呼召，是要為失智症的治療禱告，並支持相關研究，以便更清楚認識失智症的病因和預防方法。我們可以透過接納和關愛失智者，來傳遞這樣的盼望。

反思問題

* 你如何描述失智症？如果失智症是一種疾病的症狀，為什麼我們對待它的方式與其他疾病（例如癌症）不同呢？

* 你要如何反駁有關失智症的錯誤信息？對失智症的認識，如何幫助你開始消除它的污名和對它的恐懼，進而重現它的真實面貌？

* 你如何透過陪伴失智者來服事他們？

* 你有在做哪些體能訓練來降低罹患阿滋海默病的風險嗎？你還可以增加哪些運動？

* 神學家大衛‧凱克寫道：「我們都會有錯誤的記憶，也都會有語無倫次的時候，我們每一個人都需要別人的照顧。」[17] 我們對失智症感到不安的部分原因是，擔憂自己有不足之處嗎？這樣的擔憂會如何影響我們對失智者的照顧？

* 記憶對你的信仰有多重要？既然知道阿滋海默病會如何破壞記憶，你認為信仰會受到什麼影響？

注釋

1. "What is Alzheimer's ?" Alzheimer's Association, last modified 2018, accessed March 16, 2018, http://www.alz.org/alzheimers_disease_what_is_alzheimers. asp.

2. David Sweatt, *Mechanisms of Memory* (Amsterdam: Elsevier, 2010), 296.

3. Forums: Dementia-related News and Campaigns, Alzheimer's Society, accessed April 15, 2017, https://forum.alzheimers.org.uk/showthread. php?92887-Inaccurate -rubbish.

4. Massimo Venturelli et al., "Effectiveness of Exercise- and Cognitive-Based Treatments on Salivary Cortisol Levels and Sundowning Syndrome Symptoms in Patients with Alzheimer's Disease," *Journal of Alzheimer's Disease* 53, no. 4 (2016): 1631-1640.

5. Sweatt, 296.

6. "Behavioral Symptoms," Alzheimer's Association, accessed March 11, 2018, https://www.alz.org/professionals_and_researchers_behavioral_symptoms _pr.asp.

7. John Swinton, *Dementia: Living in the Memories of God* (Grand Rapids, MI: William B. Eerdmans Publishing Company, 2012), 59.

8. Sweatt, 296.

9. Sweatt, 296.

10. Hank Dunn, *Hard Choices for Loving People: CPR, Artificial Feeding, Comfort Care and the Patient with a Life-Threatening Illness* (Leesburg, VA: A&A Publishers, 2009).

11. Swinton, 243.

12. "Turn Your Eyes Upon Jesus," Helen H. Lemmel, 1922.

13. Fredrick Kunkle, "Stress of Poverty, Racism Raise Risk of Alzheimer's for African Americans, New Research Suggests,"*Washington Post*, July 16, 2017, accessed December 27, 2017, https://www.washingtonpost.com/ local/social-issues/stress -of-poverty-and-racism-raise-risk-of-alzheimers-for-african-americans-new -research-suggests/2017/07/15/4a16e918-68c9-11e7-a1d7-9a32c91c6f40 _story.html?utm_term=.dbefdc26a6a4.

14. Yu-Tzu Wu et al., "The Changing Prevalence and Incidence of Dementia over Time一Current Evidence," *Nature Reviews Neurology* 13, no. 6 (2017): 327- 339, doi: 10.1038/nrneurol.2017.63.

15. Sam Norton et al., "Potential for Primary Prevention of Alzheimer's Disease: An Analysis of Population-Based Data," *Lancet Neurology* 13, no. 8 (2014): 788- 794, doi: 10.1016/S1474-4422(14)70136-X.

16. Reisa A. Sperling et al., "Toward Defining the Preclinical Stages of Alzheimer's Disease: Recommendations from The National Institute on Aging and the Alzheimer's Association Workgroup," *Alzheimer's and Dementia* 7, no. 3 (2011): 280-292.

17. David Keck, *Forgetting Whose We Are* (Nashville: Abingdon Press, 1996), 16.

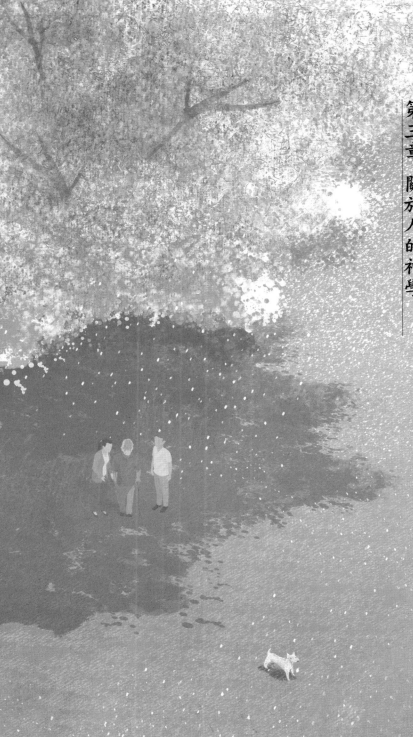

第三章　關於人的神學

在第一章和第二章，我們用科學方法，從生理學的角度來描述人，尤其著重於健康的腦與罹患阿滋海默病的腦之間的對比。神經科學正在突飛猛進地發展，但是在描述與失智症相關的所有現象上，卻已達到它的極限。在此，我們轉而用神學的方法，從神學角度來描述人。

雖然每一世代的神學家都試圖了解人，以及人與上帝的關係，但要對此作出完整的描述，仍是相當艱鉅的任務。目前許多神學家都注意到，科學在對人的認識上可觀的進展。在第一章，我們特別提到人的腦沒有任何一部分是「自我」的所在，而「自我意識」分布在腦的不同部位，甚至可能在腦之外的區域。事實上，科學很難解釋我們為什麼感受到自我，以及如何定義這種感覺。我們也提到，失智症被稱為「神學的疾病」，因為它引發了我們對「人的本質為何」的質疑。

從歷史上看，**理性**是解釋人不同於其他高等動物的核心概念。早期的神學家相信，上帝透過人的理性與人溝通。不過，這樣的單一標準是不夠的，尤其是用來認識失智者。我們活在一個過度注重理性的文化裡，這也就是生物倫理學家史蒂芬・波斯特所稱的「高認知」（hypercognitive）文化。[1]當人罹患失智症時，他們是不是就不算完整的人了？他們會與上帝失去連結嗎？有些人認為答案是肯定的，但在本章和下一章中，我們強烈反對這樣的結論。不論我們

是否察覺到，這樣的信念都會置失智者於有害無益的境地。將人視為「不如人」會造成我們對這些標籤和歸類心生恐懼，最終降低對失智者的照顧品質，甚至貶低我們所有人的價值。

教會如何解釋自我的本質和一個人存在的本質呢？這個問題屬於神學人類學分支領域，也反映出對人的本質的省思，是神學家在闡明基督教信仰時面對的中心話題。我們需要的神學，是要能平衡看待人與上帝、人與人的關係。人之所以為人，不僅止於理性的了解，我們也並非單靠智力使我們更親近上帝。

本章的神學探討是根據當代神學家大衛·凱爾西（David Kelsey）的研究，因為他在這方面有透徹的見解。他最近的著作《異乎尋常的存在》（Eccentric Existence），整合了神學、人類學、宗教、心理學、倫理學和科學等方面的知識。這本書的書名就是他的核心信念，闡述人之所以為人，是因為上帝與我們建立了關係。人的價值和關係的基礎在於上帝；這基礎來自人類自身之外。上帝是中心，人則在中心之外，也可以說是離開中心的（ex-centric）（異乎尋常）〔審訂注：因此譯者將 eccentric 譯為「異乎尋常」。〕

歷史概念

古希臘的靈魂概念，和猶太—基督教關於「上帝的形像」（Imago Dei）的教義，深深影響了西方對人的認識，因此了解二者對我們很有幫助。

古雅典「靈魂」的含義源於柏拉圖在《理想國》第四卷（*The Republic, book IV*）和《斐德若篇》（*Phaedrus*）中的概念。柏拉圖思想中的靈魂有三個原理：理性、與欲望相關的非理性，以及與勇氣相關的激情（表現於軍事英雄主義中）[2]。他寫道：「有智慧且照護整個靈魂的理性，豈不該居統治的地位？而激情或熱情豈不該甘為臣民和成為盟友？」[3] 柏拉圖用馬車的比喻來解釋靈魂，車夫（理性）駕馭兩匹有翅膀的馬（另外兩個原理）。對柏拉圖來說，這三個原理促成和諧，是升天所不可或缺的。

聖經並沒有為人的本質是什麼提供定義式的解釋，不過猶太—基督教流傳最久的概念之一，是根據創世記所記載的創造故事：

> 上帝說：「我們要照著我們的形像、按著我們的樣式造人，使他們管理海裡的魚、空中的鳥、地上的牲畜，和全地，並地上所爬的一切昆蟲。」上帝就照著自己的形像造人，乃是照著他的形像造男造女。（創世記1:26-27）

希伯來文的 **selem**（形像）和 **demuth**（相似），被理解成與上帝「相似但不完全相同」。「上帝的形像」（拉丁文為 Imago Dei）的教義，表明了人在創造中的特殊地位，因為根據創世記，沒有其他物種能享有按照上帝形像被造的殊榮。當代許多聖經學者相信，「上帝的形像」（希伯來文為 **selem' elohim**）一詞來自新亞述和新巴比倫文化，它們認為國王是眾神的代表，是按照眾神的形像造的。[4] 用這個詞語是要表達上帝創造全人類成為祂在地上的王室代表。這個論點，加上創世記 1 章 26 節中「使他們管理」，就更具說服力了。相較於歷史上對 Imago Dei 的解釋，往往比較是字面上的含義，當代學術界為「上帝的形像」賦予了新的意義。

儘管當代「上帝的形像」的解釋對歷史上的解釋帶來挑戰，但後者仍持續影響著當今的西方思想。許多早期教父（300～600 年）認為在人裡面「上帝的形像」與心智／靈魂有關，而且靈魂的地位高於身體。他們推斷，身體不可能有上帝的形像，因為上帝是非物質的，沒有身體。聖巴西略（Basil the Great）認為，「我」是人內在、理性的層面。他寫道：「外在的東西不是我，而是我的……。因為我不是手，而是靈魂的理性部分。手是人的肢體。因此，身體是人的工具，是靈魂的工具，而人主要是靈魂自身。」[5] 聖巴西略甚至說，只有理性的部分是人。

奧古斯丁大抵主張靈魂是人的核心，身體死亡後，靈魂仍繼續存在。他在《懺悔錄》（*The Confessions*）中寫道：「『你是誰？』我自問自答：『我是人。』由身體和靈魂組成的我自己，一顯於外，一藏於內。」[6] 他在《三一論》（*The Trinity*）中說，心靈（mind）只有一個，但有兩個功能——比較崇高的部分思考永恆的真理並作出判斷。[7] 這個「比較崇高的部分」就是上帝的形像，上帝透過此形像與我們溝通。

在啟蒙運動之前，笛卡爾（René Descartes）在《方法論》（*The Discourse on Method*）中，描述自己只用心靈和五種感官靜坐。他努力「只接受心靈認為是明白清晰、毫無疑義的東西」。[8] 他認為五種感官、記憶和抽象思想，都有可能會欺騙他，因此他對它們存疑。於是，他基於**他就是在思考的那個人**的這個事實，而得出「我思故我在」的結論。笛卡爾認為理性部分——思考——就是人的定義。一向推崇心靈在身體之上的西方傳統全然接受笛卡爾，於是理性的地位變得更加優越，身體變得更趨於動物本性，不受重視，只不過是一台液壓機（hydraulic machine）。笛卡爾將靈魂與心靈結合在一起。他寫道：「因為我認為心靈不是靈魂的一部分，而是會思考的靈魂的整體。」[9] 這種將心靈和身體分開的主張，被稱為二元論。

理性作為人格（personhood，見頁 149）的主要標準，

延續整個十八世紀啟蒙運動時期，其地位隨著科學革命而越發穩固。今天仍有支持二元論的人，不過新近發展出來的解釋，認定的是合一的人性觀。

從二十世紀到今天

二十世紀的神學家卡爾・巴特（Karl Barth），將人描述為「完全且同時存在的靈魂和身體，具有永久不變的差異、不可分割的合一，及無可摧毀的次序」[10]，巴特所指的並不是奧古斯丁的靈魂觀念。更明確地說，巴特認為，沒有身體，靈魂就無法存在。

對巴特來說，人的本質就是要與他人建立關係。這來自於三位一體的概念；上帝在三位一體中的關係，反映在人與人之間的關係中。[11] 巴特明確拒絕「上帝的形像」就是人的理性思考能力。他不贊同過去那些為上帝的形像「隨意創造」解釋的神學家，他們意圖就字面上的意義，將上帝和人相提並論。[12]

巴特神學的中心思想之一是，上帝尋找我們，更甚於我們尋找上帝，他將此概念稱為「滿溢」（the overflow）：

> 上帝並不需要這麼做，但祂卻尋找我們，在祂自己和我們之間建立團契關係。祂不需要這樣做，因為在祂裡面並沒有我們，因此也沒有這樣的團契關係。祂所

尋找的，以及祂在祂自己和我們之間所建立的，祂全都有了。我們必須明白，這種滿溢與祂的本質相稱，屬於祂的本質。但它既是一種滿溢，就不受限於任何必要性、約束或義務的要求，或以它們為先決條件，更不是來自外在、來自我們身邊，或受制於任何上帝自己受制約或必要遵守的任何法則。[13]

試著想像巴特所描述「滿溢」的**寬大恩惠**，就是我們信仰的**極深**奧祕。

上帝既然尋找我們，並與我們建立團契關係，祂認定我們是人的身分，因此就不是取決於我們自己的特定狀態。我們與上帝的關係，並不像西方個人主義文化向來所認為的，完全取決於我們自己和我們的心靈，相反，它是取決於上帝臨到我們的「滿溢」。這在失智症的案例中，尤其令人感到欣慰，因為即使我們忘記上帝和我們的信仰，我們可以確信：上帝依然會對我們伸出援手。

巴特寫道，人不可能失去靈魂和身體合一的一體性——有人可能稱之為人格（personhood），但他稱之為「構成」（constitution）。它不受疾病和死亡的影響，只會被人的罪攪擾，但不致被摧毀：

人的構成既然是出自這位信實、不為其良善後悔的上帝，它就必然是不可動搖的。它當然還是會被人的罪

攪擾和扭曲，但它不致被摧毀，變成無意義的（沒有價值）。因此，即使人在最深的墮落中，甚至在死亡的最後審判中，人依舊是人；即使在死後，他仍然是掌握在上帝全能手中的人……。因為，一個人無法成為他自己，一個靈魂和身體在循序合一之中的人，如果他沒能在自己身上呈現——早在他能理解之前，甚至在他無法理解之後——上帝對他的美好心意，也沒能讓自己成為上帝美好心意的保證。[14]

當代神學家南西・墨菲（Nancey Murphy）試圖把現代科學對人的觀點（第一章的描述），與基督教神學傳統連結起來。在《身體和靈魂？或有靈的身體？》（*Bodies and Souls? Or Spirited Bodies?*）一書中，她指出現代神經科學在不指稱非物質的情況下，成功地解釋了身體和心理現象。[15] 她相信，人只由一個部分（身體）組成。心靈是由腦和神經系統內產生的電化學訊號所構成，這包括了分子和帶電離子在身體裡面的運動。墨菲寫道：「所有人的能力曾經被歸因於心靈或靈魂，如今在成果豐碩的研究中，這些能力被視為與腦相關的過程——或者，我應該更準確地說，這個過程涉及腦、其餘的神經系統，和其他的身體系統，它們全都與這個社會文化的世界產生互動。」[16]

有些人批評墨菲的立場分歧（物理主義和有神論），沒有一致的關聯性。[17] 認知心理學家史提文・平克（參閱頁

85-86 他的引述）可能會認為，這種關聯性是我們天生就不足以理解的（至少目前是如此）。

墨菲提出警告，反對只將人視為由原子組成、行為遵循物理定律的物理有機體。她相信，過去認為靈魂所擁有的功能，包括自由意志和道德責任，「取決於身體與**世界、文化和上帝之間的關係**」。[18] 我們「承載了數千年的文化傳統」，而且最重要的是，我們有上帝的靈吹入的氣息；我們是**有靈的身體**」。[19] 她寫道，我們與動物有別，在於道德，和與上帝建立關係的能力。我們有宗教體驗的能力，是憑藉文化和我們複雜的神經系統（二者都是上帝給我們的賞賜）。我們的身分得以長久保存，是透過「意識、記憶、道德品格、人際關係，尤其是我們與上帝的關係」。[20]

根據墨菲的說法，過去將近兩千年來，基督徒認定靈魂／身體二元論的結果，是在強調個體是個別的單位，也就是包含在身體中的自我（靈魂、心靈、自我）。當一個人被視為個體時（這是目前文化慣常的做法），一個人的價值會因他的疾病而降低。但是，墨菲指出，如果一個人被視為家庭的一份子，就像在最早的希伯來傳統裡那樣，他仍保有他心理完整的地位。[21]

歷史概述的摘要

總之，靈魂的概念，透過柏拉圖的思想，被深植在古希臘的思想中，這概念又經由早期教會教父的研究，而成為基督教關注的重點。靈魂漸漸與理性發生關聯，而且被提升到身體之上。有幾位教父將靈魂等同於心靈，但笛卡爾在二元論的教導中，堅決將心靈與身體分開。對聖巴西略來說，身體是靈魂的工具，然而對笛卡爾來說，身體不過是一台液壓機。啟蒙運動宣稱，理性是人之所以為人的定義性概念。

現今世俗的科學家和哲學家認為，人只有一個部分——他們的身體——而且它單單受物理定律的支配。對他們來說，雖然人腦極為複雜，但人「不過是」由原子和簡單的物質組成，是持續受自然法則調節，並向機遇開放的過程中的產物。這種觀點優先將理性與其他認知功能（例如語言），視為區分人與高等動物的定義性概念。

同樣，從聖巴西略到奧古斯丁，他們在解釋猶太—基督教「上帝的形像」這個概念時，都提升了理性的地位，因為人反映出的上帝形像，被歸因於智力或靈魂。

較近代的神學家巴特和墨菲，則期待有一個更有成效、更平衡的觀點，例如用來解釋失智的案例。巴特將他對「上帝的形像」的看法，與上帝和人之間的盟約關係連

結，而沒有將它與特定的人的能力——如理性——連結。巴特將人視為「靈魂和身體的循序合一」，這有別於奧古斯丁將身體和靈魂分開的觀點。墨菲更進一步主張，人沒有靈魂，只有一個由物質組成的身體，以及過去被歸因為靈魂的那些從複雜神經系統而來的層面。不過，她認為人的特別之處在於，人有道德觀念，並且能夠與上帝建立關係。

異乎尋常的存在

基督教神學人類學以創世記為根基（創世記是聖經這個長篇故事的起頭，結尾是啟示錄），涵括了創造、人類從恩典中的墮落、上帝的拯救，以及世界末日的重新合一。大衛·凱爾西指出，許多聖經學者，現在相信創世記 1 到 2 章是太古史（primeval history），它大多以其他文化（例如蘇美人的）裡有關世界起源的傳統為基礎。凱爾西跟進其他神學家，論述創世記中的故事是「刻意」用來介紹上帝救贖的故事：創世記 12 章到 50 章記載上帝呼召亞伯拉罕，以及祂在紅海拯救祂的子民。凱爾西提到，創世記前 11 章儼然就是這個救贖故事的「前言」。[22]

凱爾西認為，把對人的看法奠基於創世記第 1 章和第 2 章，可能會造成一些我們不樂見的後果。這樣的神學聲稱，人的某些特定能力是「上帝的形像」，而且「人在起初

公義的狀態中受造，並已從這個先前狀態中『墮落』，因此上帝的形像受損，被蒙蔽或被破壞」。[23] 凱爾西對這個故事不以為然，因為它的中心是個人（以人為中心），而不是上帝。他也不同意這個故事意味著死亡是非自然的，工作是一種咒詛，而人所處環境的特徵則是罪、罪疚和懲罰。和巴特一樣，凱爾西明確反對將人的理性之類的能力，與「上帝的形像」連結在一起。

凱爾西特別喜愛以聖經的「智慧書」——箴言、傳道書、雅歌和約伯記——作為他理解上帝與人的關係的神學基礎，因為智慧書對創造的記述純正，沒有過度牽扯到救贖的故事，而且著重日常生活的世界。他如此寫道：「從上帝以熱情的慷慨、自在的喜悅，和自主的承諾，出現在受造物面前，我們能夠理解造物主與受造物之間的關係。」[24]

根據凱爾西的看法，智慧書有一個可識別的創造神學。按創世記的記載，亞當和夏娃的受造已經成熟。他們既是伊甸園中完美的身體，就不可能改變。他們不會因疾病或意外而衰退。這帶出了一個問題，因為它將「成為人」（being human）等同於完美。史蒂芬‧普蘭特（Stephen Plant）指出，在智慧文學中，凱爾西「認為人是脆弱、易受傷害和有限的——而被上帝看為美好的，正是人的脆弱、易受傷害和有限」。[25]

例如，約伯出生時是嬰兒，然後在社群環境下漸漸長

大成熟。他的社會情境教導他要在他與別人，以及他與上帝之間的關係上成長。此外，約伯的地位並不是取決於他發揮能力和行使權力，也無關他的不完美，「他的地位不會因為無法發揮能力和行使權力而被奪走」。[26] 約伯的地位是永久的。凱爾西從閱讀約伯記得出以下結論：人在身體、心理或情感方面的完美，並沒有絕對的標準。[27] 這些結論與我們在第四章關於失智症的討論有關。

三個人類學的問題

凱爾西解釋說，到了二十世紀中葉，我們與上帝的關係的研究引發了三個問題。[28] 身為受造的人，我們究竟是什麼？從人類的身分來看，我是誰？我們是誰？從人類的自由和責任來看，我們如何能成為信實的受造物？

為了回答這些問題，凱爾西寫道，人有**接近**的（proximate）和**終極**的（ultimate）脈絡。**接近**的脈絡包括我們生活在有限的物理世界和社會世界。[29] 我們有限的本質，讓我們生來就容易發生意外。我們無可避免地會互相傷害，會漸漸衰敗，也會經歷傷害、損失和死亡。人所致力的科學，也是我們最接近的脈絡之一。凱爾西指出，演化要發揮作用，就必須讓一代又一代有機會增進適能；因此，死亡是上帝持續的創意之一。看似不受歡迎的東西（如疾

病或死亡），其實是有限物理現實的本質之一。有限並不是邪惡，道德的邪惡也不是這些限制的結果。

另一方面，人有一個**終極**的、也是最基本的脈絡，對猶太人、基督徒和穆斯林來說，就是「上帝存在和上帝主動建立關係的事實」。[30]

問題一：身為受造之人的我們究竟是什麼？

凱爾西對使用 person（人）這個字感到不自在，因為它具有描述性或規範性的作用。從描述性的意義來看，person 這個字可以用來分類；例如，這個實體是一個有人性的人，那個實體是一隻狗。由此看來，一個存在的實體可以是一個人，也可以不是。person 這個字也有規範性的作用，意味著人格的等級。因此，有時候人會說：「一個人可能會或多或少完全『體現出』他自己的『真實人格』（real personhood）。」[31] 凱爾西拒絕接受這個概念，因為若將上限考慮在內，人就有可能成為一個「完美的人」（perfect person），在所有可能完美的等級上獲得滿分。然而，要描述構有這些等級是不可能的，而要設定滿分的標準也是不可能的。有鑑於這些常見用法的複雜性，**凱爾西通常完全避免使用 person 這個字**。

接下來看 human（人）這個字。如我們在第一章討論的，當代對人（humanity）世俗的解釋，會用有**智人**（*Homo* *sapiens*）物種的 DNA 為標準。凱爾西基本上同意這個定義，但他指出，將它用在人的骨骼或培養皿內的人體組織——我們不會說那是一個人——以及用在胎兒（fetus）這種更複雜的情況，便可見到這個定義的有限性。[32] 為了清楚表示，他使用「真實人的生命體」（actual human living bodies）一詞，而不是「人」（person）。此外，他有時也會使用「個人的」（personal）這樣的形容詞，如「個人的生命體」（personal living bodies）。這個定義包括所有活著的人（living human），無關年齡、身體或認知能力、性器官或種族。他的想法是，這些在接近的日常世界中的屬性，其重要性比不上我們與上帝建立關係的最終極脈絡。

根據凱爾西的說法，上帝與我們建立關係，賦予我們受造之人的身分。這身分的本質並不是物質的（例如我們不會因身體受傷而失去它），不是心理的，也不是情緒的，就算我們在道德上極為墮落，我們仍能保有它。這讓人想起巴特關於人的構成的討論。在所有這些情況下，甚至在重度失智的案例中，上帝永遠維持與人的關係。凱爾西寫道：

> 因著上帝滿有恩慈和創意的接待，他（她）在其他受造物的陪伴之下，仍能在一個語言社群裡成為上帝真正的「另一個」夥伴，被上帝稱為是有智慧的，並且有能力以某種方式回應上帝，甚至只是像許多活物一

樣，默然在上帝面前。[33]

上帝透過祂的創造與人建立關係，吸引我們直到末日，並藉著基督與我們和好。凱爾西寫道，人「擁有無與倫比的尊嚴和價值，而且正因為人是上帝所造的，配得絕對的尊重」，[34]「個人的身體是上帝的榮耀」。[35]

凱爾西呼應巴特的想法，上帝在做大部分的工作：

> 人格根本不是我們如何與上帝建立關係的功能……。我們的人格，完全是上帝在創造我們時如何與我們建立關係的功能……。在我們裡面被上帝稱呼的可能性，我們可回應的能力——和因此我們作為人的地位——完全是本於上帝對我們說話的事實，幾乎不可能來自於其他任何東西。[36]

蘇珊娜・康沃爾（Susannah Cornwall）的解釋是：「凱爾西認為，人的人格異乎尋常始於上帝與人建立的關係，最先是關乎神的特質，而不是人的特質。」[37]然而，凱爾西補充說明：「人可能不會基於這樣的地位來行動。」[38]因此，考量到他們的地位，他們的選擇可能會令人失望。

凱爾西相信，神學必須針對「現代世俗將人較高等的能力歸因於腦生理學，而非靈魂」作出回應。他沒有援用理性的靈魂，也沒有採納上帝形像的神學概念。他說，上帝與人建立關係並不需要靈魂。他指出，希伯來聖經並沒

有將身體與靈魂區分開來。上帝賜下應許，並不是透過人的靈魂建立關係。相反，「作為造物主的上帝，祂親近物質並不亞於親近靈」。[39]

顯然，凱爾西認為人的概念十分繁複，要將其徹底簡化成一組自然的過程是不可能的。[40] 沒有任何一個屬性的列表，可以定義人的本質。他駁斥人類有別於動物，是在於「自主、有語言能力或理性」的論點。他覺得這些過於狹隘，有可能將嬰兒，和理性上出現障礙的人排除在外。

人與其他生物——包括其他人及其他活物——的關係非常重要，「如此關乎我的內在，我之所以能成為有形有體、有生命氣息的人，關鍵就在於此」。[41] 我們也同時在幫助其他人建構他們的身分。我們中間有些人可能有時候並沒有受到社會和文化脈絡適當的塑造及培養。然而，需要和欲望是作為生物自然的一部分，並不是失敗。我們理當尊重他人，也就是，要以行動來維護他們的福祉。

問題二：我是誰，我們是誰？

對凱爾西來說，故事能描述個人的身分，尤其是那些講述個人所做行動，捕捉了他（她）的本質的故事。故事也深刻描繪出「個人……堅持不懈地經歷不同時期的改變」。[42] 我們的故事闡述我們愛和被愛的獨特方式，使我們無可替代。[43]

凱爾西回答「我是誰？」的問題，他說，「我是『完全受上帝施予的人』」。[44]第二個答案是「我並不是孤立的」，而是「我只有在為他人付出時，才擁有我個人的身分，因此，他人對我有某種程度與生俱來的依賴。我也只有在接受他人的付出時，才擁有我個人的身分，因此，我對他人也有與生俱來的依賴。」[45]凱爾西明確指出，一個人的身分並不取決於他人的評斷──而是以上帝為依據。

問題三：我們要如何成為信實的受造物？

聖經的智慧書呼召我們要成為智慧和信實的人，過健康、快樂和興盛的生活。至於我們要成為什麼樣的人，凱爾西首先強調的是，對上帝的熱情接待和忠誠，心存感恩。其次，我們要知道，我們的使命就是關照上帝的創造。第三，我們既是活生生的人，就應該「相信上帝是〔我們〕存在和價值的根基，祂必忠於自己的創造計畫」。[46]第四，我們要遵循「『愛上帝』……和『愛人』這兩個不同的誡命，去愛上帝、愛人，這可以理解成：以行動參與三位一體的上帝對我們的愛」。[47]

凱爾西說，上帝給人充分的自由，不強迫人與祂相交。我們有能力使自己離開上帝，過著彷彿由我們掌控一切的生活。但我們要知道，我們擁有的時間有限，我們是憑著「借來的氣息」而活。[48]凱爾西相信，為了要興盛地生活

（flourish），人接受呼召要好好照顧自己、彼此照顧，和愛護地球，知道人最終極的脈絡，是上帝主動與人建立的關係。[49]

結論

　　凱爾西學說的中心思想認為，人是因為上帝與他們建立關係才成為「個人的生命體」。上帝以創造、救贖及和好三種方式，與人建立關係。然而，凱爾西也同意科學的觀點，要成為人就要擁有人的 DNA，並且是一個生命體，這（對人而言）意味著臍帶被切斷。他主張，我們不被物理生物的完整性所限制，物理生物的完整性，但可能會因為身體受到攻擊和失去肢體或行動能力，而被侵犯；我們不被心理的完整性所限制，但心理的完整性可能會因為生理、心理動力或化學原因，而被破壞；我們也不被道德的完整性所限制[50]。尊嚴和尊重來自於我們存在的簡單事實，就算在嚴重損失的情況下，例如昏迷或嚴重失智，就算只能「在上帝面前保持靜默」，人仍有回應上帝的能力。人的完整性在於他們「異乎尋常」的本質，有上帝為中心，以上帝與他們建立關係的方式為根基。這是縱向層面（譯注：指從上而下、自神及人）。

　　人類極度依賴其他生物。人類主動與其他生物彼此建立關係的方式，有助於建構自己的身分。這是水平層面。

他人的評斷並不能定義他們的身分；是神與人建立關係在定義人的身分。

　　凱爾西的立場，與我們前面所評論的歷史思想家不同，從柏拉圖到笛卡爾，他們的重點是將個人視為有靈魂的理性動物。凱爾西認為，這種觀點的幾個意涵大有問題。他認為，這會導致人類為自身狹隘的私利，而剝削和毀壞其他生物，也會造成懷疑、恐懼，和對人身體的貶抑。凱爾西意圖將人的興盛和發展寄託於社群。我們的使命就是，為社群的利益而努力。

　　人格會喪失嗎？我們知道身體有可能會喪失警覺或意識，有可能會改變性格（例如因為腦傷），也可能會喪失認知能力（例如因為失智症）。凱爾西反對，一個人的地位會因為任何身體的變化，或甚至是因道德的敗壞而喪失，因為一個人與上帝的關係，以及他和其他人的關係，仍然存在。對於凱爾西來說，人格的地位是永久的。

　　凱爾西同意科學的觀點，將人分別出來的不是「上帝的形像」，也不是靈魂，而是他們無數心理和情感的獨特能力，這些能力是由非常複雜和緊密相連的人腦所產生的。不過，凱爾西並不同意完全化約論者和世俗對人的觀點，而是闡述「合一的複雜性」（complexity in unity），闡述上帝與我們建立關係的方式「獨具創意，將我們每個人視為複雜的合一（unity in complexity）。」[51]

反思問題

* 大衛・凱爾西認為上帝是中心，而且不論人的身體、心理或道德狀態如何，祂一直主動與人接觸。你對這個觀點有何看法？

* 現代科學如何影響當代神學對人的看法，尤其是靈魂的概念？化約論者認為人不過是一個「裝了神經元的袋子」，你如何回應這種看法？

* 有些聖經學者認為，「上帝的形像」這個詞反映出作者意圖強調人受造有王室的身分（並不是上帝的形像字面上的意義）。你對此論點有何看法？

* 儘管當代提出更多對人本質合一觀點的解釋，但在論到失智症的話題時，有關心靈和身體的二元論似乎仍有主導地位。為什麼？

* 根據凱爾西的看法，聖經的智慧書如何描述人？這如何影響我們與上帝建立關係的方式？

注釋

1. Stephen G. Post, *The Moral Challenge of Alzheimer Disease* (Baltimore, MD: The Johns Hopkins University Press, 1995), 3.

2. Plato, *The Republic*, trans. B. Jowett (New York: Modern Library, 1941), sect. 435.

3. Ibid., sect. 441.

4. John F. Kutsko, *Between Heaven and Earth: Divine Presence and Absence in the Book of Ezekiel* (Winona Lake, IN: Eisenbrauns, 2000), 60.

5. St. Basil the Great, *On the Human Condition*, trans. Nonna Verna Harrison (Crestwood, NY: St. Vladimir's Seminary Press, 2005), 36.

6. Augustine, *The Confessions*, trans. Maria Boulding, *The Works of Saint Augustine: A Translation for the 21st Century* (Hyde Park NY: New City Press, 1997), 241.

7. Augustine, *The Trinity*, trans. Edmund Hill, *The Works of Saint Augustine: A Translation for the 21st Century* (Hyde Park, NY: New City Press, 1991), 322.

8. René Descartes, "The Discourse on Method," in *The Philosophical Works of Descartes*, trans. Elizabeth Haldane and G. R. T. Ross (Cambridge: University Press, 1967), 92.

9. Descartes, "Author's Letter," in *The Philosophical Works*, 210.

10. Karl Barth, *Church Dogmatics*, vol. 3, part 2, *Doctrine of Creation 2*, ed. G.W. Bromily and Thomas Torrance (Edinburgh: T&T Clark, 1957-1975), 417.

11. Ibid., part 4, 117.

12. Ibid., part 1, 195.

13. Karl Barth, *Church Dogmatics*, vol. 2, part 1, *The Doctrine of God*, ed. G.W. Bromily and Thomas Torrance (Edinburgh: T&T Clark, 1957-2004), 273.

14. Barth, vol. 3, part 2, 347.

15. 在科學或宗教的辯論中，經常會看到「物理主義」（physicalism）一詞，意指現實的基礎取決於物理。「化約的物理主義」（reductive physicalism）是無神論的觀點，認為一切都可以簡化成物理。因此，有些人會用通俗的用語說，人類不過是「一袋神經元」。南西‧墨菲自稱是「非化約的物理主義者」，因為她相信現實雖有物理基礎，卻存在於上帝、文化和世界的脈絡之中。

16. Nancey Murphy, *Bodies and Souls ? Or Spirited Bodies ?* (New York: Cambridge University Press, 2006), 56.

17. Wesley Wildman, "Spirituality and the Brain: A Scientific Approach to Religious Experience," 2010, accessed March 20, 2017, https://www.youtube.com/watch ?v=UHe2oqugSns\.

18. Murphy, 72.（粗體為作者所加）

19. Ibid., ix.（粗體為作者所加）

20. Ibid., 6.

21. Aubrey Johnson, *The One and the Many in Israelite Conception of God* (Eugene, OR: Wipf and Stock Publishers, 2006), quoted in Murphy, 24.

22. David H. Kelsey, *Eccentric Existence: A Theological Anthropology* (Louisville, KY: Westminster John Knox Press, 2009), 177.

23. Ibid., 181.

24. Ibid., 163.

25. Stephen Plant, "Christian Ethics as Eccentric Existence: On Relating

Anthropology and Ethics," *Studies in Christian Ethics* 24, no. 3 (2011): 371.

26. Kelsey, 300.

27. Ibid., 303.

28. David H. Kelsey, "The Human Creature," in *The Oxford Handbook of Systematic Theology*, eds. John Webster and Kathryn Tanner (Oxford: Oxford University Press, 2007), 122.

29. Kelsey, *Eccentric Existence*, 190.

30. Ibid., 5.

31. Ibid., 204.

32. Ibid., 257.

33. Ibid., 282.

34. Ibid., 254.

35. Ibid., 311.

36. Ibid., 296.

37. Susannah Cornwall, "Intersex and the Rhetorics of Disability and Disorder: Multiple and Provisional Significance in Sexed, Gender and Disabled Bodies," *Journal of Disability & Religion* 19 (2015): 110.

38. Kelsey, *Eccentric Existence*, 297.

39. Ibid., 256.

40. Ibid., 284.

41. Ibid., 283.

42. Ibid., 335.

43. Ibid., 391.

44. Ibid., 338.

45. Ibid.

46. Ibid., 310.

47. Tom Greggs, "Article Review: David Kelsey, 'Eccentric Existence: A Theological Anthropology,' " *Scottish Journal of Theology* 65, no. 4 (2012): 455.

48. Kelsey, *Eccentric Existence*, 309.

49. Ibid., 321.

50. Ibid., 282.

51. Ibid., 286.

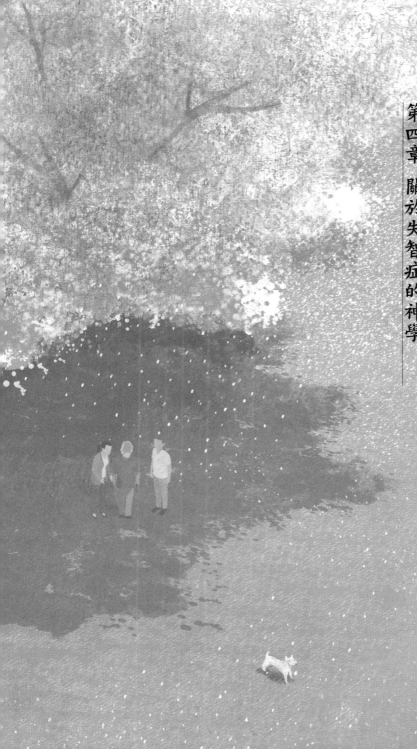

第四章　關於失智症的神學

如第三章所討論的，歷來西方對人的本質的主要定義，與理性的觀念有關，而且這樣的描述，使社會偏向將失智症污名化。近年來，關於人的神學，將焦點從一個具有特定屬性的個人，轉移到一個與上帝有關係的個人。本章我們要將這些觀點應用在失智症上。

　　正如前一章提到，大衛‧凱爾西的《異乎尋常的存在》，被認為是神學人類學的一部重要著作，是對人的本質的神學反思。凱爾西並沒有深入探討性別、種族、性、階級、性取向，以及能力範圍或缺乏能力等問題。他將這些屬性視為個人日常身分的一部分，由他們的文化和他們自己來認定。他說，無論我們面對的是什麼情況，重要的是，我們如何活出我們的生命，來回應上帝與我們建立關係的方式。

為失智者提供牧靈關懷的神學

　　在為失智者提供牧靈關懷的神學成形的過程中，我們採用了凱爾西在《異乎尋常的存在》中的六個觀點。首先，凱爾西強調上帝與我們建立關係，著重在關係裡的個人，而不是單獨存在的個人。我們具有人的身分，「完全是本於上帝對我們說話的事實，幾乎不可能來自於其他任何的東西」[1]，也與我們的缺陷無關。這個關係不會因為失智症或任何疾病而失去。這與卡爾‧巴特的想法類似，他認為

上帝對我們的認可，較少取決於我們自己的特定狀態，因為是上帝在做大部分的工作。上帝不斷地尋找我們，更甚於我們尋找祂。知道這一點，可能會讓我們每一個人，尤其是失智者和他們的親人，感到安心。

其次，即使喪失認知能力，我們的完整性仍然受到保護，因為上帝與我們有永遠的關係。我們讚美上帝的能力可能會「衰減至悄然無聲」[2]，但這並不會使我們與上帝的關係的品質受到損害。凱爾西說，就算人的能力沒有正常發展，或人喪失了能力，人仍是上帝的榮耀。即使話不容易說出口，或根本說不出話來，就上帝而言，在溝通上沒有任何問題。[3]

第三，凱爾西摒棄「完美的人」的理想化概念。人天生就是有限的，有限並不是邪惡。不完美並不會剝奪我們的完整性。人的依賴和需求，是我們本質的一部分，正如普蘭特說的，我們「被上帝看為美好的，正是〔我們的〕脆弱、易受傷害和有限」[4]。這樣的神學理解，減少了對失智症的恥辱感，也減輕了照顧者在悉心卻不盡完美的照顧下，所背負的重擔。

保羅在哥林多前書 13 章 12 節寫道：「我們如今彷彿對著鏡子觀看，模糊不清……。」我們都看不清楚，而且彼此沒有太大的不同。神學家羅伯特・宋（Robert Song）寫道：「有身心障礙和無身心障礙的人，彼此有來自基督的

共同呼召，此點絕對超越他們彼此之間可能存在的任何差
異。」[5]

隨著對演化認識的進展，我們逐漸明白，疾病和死亡
並不是缺陷，而是我們本質固有的一部分，從個人層面來
看是苦難，但對人類整體而言是祝福。由此看來，疾病和
死亡可以被視為上帝持續創意的一部分。

第四，凱爾西使人的獨特性掙脫了對理性的狹隘定
義，這定義在西方思想中佔了主導的地位。這定義也將理
性等同於上帝的形象；暗指若沒有理性，形象就會受損或
遭到破壞。而凱爾西的方法更勝一籌。舉例來說，科學已
證明，作決定所牽涉到的，不僅是腦部負責理性和思考的
部位。[6]凱爾西雖然聲稱，人的複雜性並非列舉出特質就可
以描述清楚，但他看重人類神經生理學對知覺、感覺、情
緒、察覺、自我察覺，和意識的認識。[7]在失智者身上一覽
無遺的情緒、本能、愛和靈性，正是對其他人也同等重要
的特質。

第五，根據凱爾西的看法，我們的使命，就是要關照
我們所生活的世界。我們關心他人，包括那些被社會排擠
的邊緣人，因為他們在我們的生命中也有貢獻。我們都是
有限的，都憑著「借來的氣息」而活。[8]我們對上帝創造的
回應，使我們「更像是有一筆借貸的管家，而不是有一筆
財產的擁有人」。[9]我們對上帝的信心，「讓我們願意委身，

用合宜的態度、熱誠和性情，來表達上帝的榮耀」。[10] 我們要對上帝負責，用關照這個世界和生活在其中的人，來回應上帝與我們建立關係的方式。我們身分的形成，有一部分出於他人的貢獻，而我們也在幫助他人構建他們的身分。我們的需求是有限的受造物本質的一部分，並非失敗的一面。他人的需求能幫助我們對上帝負責。社群有責任維護失智者的身分，並在可能的情況下，也幫助他們對上帝和他們的鄰舍負責。（有關服事失智者的項目，請參閱第七章的討論。）

最後，凱爾西區分了興盛與有健康身體之間的差異：「人身體的興盛，並不是因為健康地成長才是上帝的榮耀；從神學上來說，即使在極度不健康的情況下，他們仍被視為興盛，仍以某種方式〔衍生地說〕成為上帝的榮耀。」[11] 要興盛就是要表現上帝的榮耀，給人一個異於尋常的焦點——以上帝為中心，而不是以他們自己為中心。上帝要我們每一個人都存著敬虔感恩的心過日子，要有信心、要信靠上帝，並且要愛上帝和鄰舍，這是我們存在的根基。

其他觀點

約翰·斯溫頓在他有關失智症神學的主要著作中，「承認失智症為失智者及家人帶來痛苦和折磨，可為失智症提供另一種神學的解讀：即使在深沉的遺忘中，無論在現在

或未來，新的可能性和希望依然存在著」。[12] 他寫道：

> 如果上帝是造物主，如果我們生活在一個上帝所說
> 的美好創造中，那麼至少我們知道我們的受造是出於
> 愛，而且蒙愛至深，無可比擬。如果我們還在母腹時
> 上帝就認識我們（詩篇 139），如果上帝確實有要我
> 們興盛的計畫，那麼神經方面的衰退，便無法叫我們
> 與上帝的愛，及我們身為人的持續使命隔絕。深受失
> 智症影響的生命，仍有其意義和持續的目的。[13]

斯溫頓同意人格並不是基於「特定能力」[14]，我們身為人的使命是：「出於有意願且有意識地彼此相愛，就像上帝愛我們一樣」。[15] 他認為失智症是「人狀態的有限性和必死性的另一個例證」而已。[16] 導致失智的疾病，就像其他疾病一樣，「只不過是人本質的一部分，失智者在一個破碎的創造裡、卻可在蒙救贖的過程中，活出他們的生命」。[17] 因此，失智症不是一種懲罰，也不是魔鬼的工作。我們可能很難明白它為什麼存在，但就上面所說的意義來看，它與其他疾病（或受傷或老化）沒有什麼不同。

許多神學家都寫過關於身心障礙的文章，文中的字句也適用於失智者，因為失智症的確是一種身心障礙。羅伯特・宋寫道：「身心障礙者仍覺得自己是被他人容忍，他們不覺得自己受到他人的主動歡迎和肯定。」[18] 他認為導致這個現象的原因是，其他人把「他們自己的脆弱性，和對日益

逼近的必死性所暗藏的焦慮」投射在身心障礙者的身上。[19]
在失智症的情況裡，這種投射可能會在潛意識裡引發對老
化、依賴，和死亡的恐懼。

南希・艾斯蘭德（Nancy Eiseland）寫道，在基督的苦
難中，我們看到了「生命和身體苦樂參半的祝福」[20]，也「接
納極限乃是人的現實」。[21] 我們從耶穌的傷痛和肉身的失能
中得知，沒有任何疾病和其他層面，可以貶低我們的人性。
我們不會說，十字架上的耶穌就不是一個完整的人或個人。

波恩德・溫拿威奇（Bernd Wannenwetsch）進一步指出，
當我們接受身心障礙者是「人」時，我們會轉而發現——
我們也是「人」。

> 問題不是出在賦予權，好像我們處於近乎神聖的地
> 位，可以決定是否要賦予某人價值，問題在於承認我
> 們生來就有的需求，參酌一個新的固定參考點，並藉
> 此整理我們自己。因此，重度身心障礙者並不是生存
> 在人格〔personhood；審訂注：亦譯為「人格性」，指的是
> 哲學中「作為個人的狀態」，此節中提到的「人格」均指此；
> 並非指心理學中的人格。後者英文是 personality。〕的語言
> 遊戲邊緣，而是處於人格的中心，因為他們闡明人的
> 尊嚴根本上是人性的問題，在我們裡面召喚我們，承
> 認我們同在一起，而且我們被呼召要彼此相伴。[22]

這個論點讓我們想起凱爾西所強調的：我們彼此都在為對方塑造身分，而且倚靠他人是我們個人完整性的一個必要條件。對身心障礙者及其家人和照顧者來說，這種倚靠是互相的。羅伯特・宋寫道，這是「身心障礙者生命裡基本的穩固，和無可妥協的存在，而這也**存在於所有人的生命裡**。」[23] 韓斯・潤德斯（Hans Reinders）補充說，因為「人的存在完全是上帝持續賜予的禮物——在上帝眼中，有能力的人和身心障礙的人，是完全平等的，他們的存在都蒙上帝悅納，也都同有一種願意與人相交的本質，因此當人格受到質疑時，**接納他人是唯一的必要回應**」。[24]

回到失智症的故事

神學如何改變我們對失智者故事的談論方式呢？本書前言（見頁 46-47）提到的兩個情境，描繪出專業人員（牧師或醫師）、失智者、家庭，最終是整個社會，在過度看重理性之下所造成的傷害。在第一個情境中，一位牧師去退休社區探訪，因為所探訪的兩位會友「完全與現實脫節」，他只能打聲招呼，留下名片就結束探訪。我們假定「與現實脫節」指的是這兩位會友有某方面的認知障礙，或許是暫時的，或許是永久的。「與現實脫節」可以解釋成脫離日常生活理性規範掛帥的主流。從神學的觀點來看，「與現實脫節」並不意味與上帝的關係隔絕，上帝的同在一如往

昔，事實上，祂更親近他們，甚於他們親近祂。

發現這兩位會友的現況，顯然讓這位牧師非常驚訝。看到他們時，可能讓他感到不安，伴隨著對死亡或依賴的恐懼而產生的憂慮。這位牧師很可能已經合理化地認定，他所探訪的對象不會知道在他簡單打聲招呼之外，是否試圖和他們溝通。從一個完全理性的角度來看，溝通的意圖不會帶來任何改變。就這個觀點而言，和「與現實脫節」的人交談，就像是對牛彈琴。

這位牧師探訪的對象非常脆弱。他們獨自生活，或許不知道他是去探訪他們。這位牧師當時有機會藉著禱告、讀經或演奏音樂，與他們溝通。而且這樣的嘗試應該能強化他的身分和使命，並對他所探訪的人有幫助，他們需要（或許迫切需要）一種關係，來維持他們在社群裡的身分。最重要的是，在這種情況下，人不是中心，上帝才是中心。

> 照顧他人與接受他人照顧，是人類治理地球的關鍵層面。既是這樣，處在一個只能接受照顧的位置，並不代表就處在受辱，或意味著失去尊嚴的地位；事實上，那是一個神聖的地位，是人類照顧受造萬物的使命的基本層面之一。接受照顧深刻反映出上帝對倚靠祂的人所展現的愛。罹患重度失智症，並不表示就失去尊嚴或少了人性（humanness）。它只不過是個人生命中，

有一段時期需要用一種特定形式,去實現人類關照受造萬物的使命。[25]

或許這位牧師需要接受培訓,以便能與有特殊需要的人溝通。嘗試溝通本身,可能就會帶來令人意想不到的益處,或許真的會增加一個人的信心。也許這位牧師有壓力、有急事、沒有耐心或心力多做努力。我們也不能期待神職人員能因應每一次的挑戰,因為他們自己也是脆弱、有限和容易受傷的。

在第二個情境中,這位醫生對待患有重度失智症的珍及其家人的行為,反映出一種去人性化(dehumanizing)的行為。他不尊重珍,也無視於她的存在。這位醫生做了「合乎邏輯」的假設,以為珍無法明白他說的話、解讀他的語氣,進而造成在討論臨終關懷的決定時態度冷漠,對珍視若無睹。當醫生提出「你讓她繼續活著的目的是什麼?」時,顯露出他只看到珍的失智症,卻看不見她是蒙上帝所愛的人。在珍的家人制止之前,他竟然還當著珍的面嘲諷說:「珍,妳平時都做什麼消遣呢?」他知道珍無法回答,只是藉此暗指她的生活幾乎沒有品質可言。事實上,珍扮了鬼臉,表示不滿。

有可能這位醫生正在投射他自己對失去掌控的焦慮。他的方式意味著,如果他不能隨心所欲地生活,活著就沒有價值了。可是珍並不孤單,她的家人都在那裡。其實這

位醫生有機會向珍和她的家人表達同理心，因為他們都對到醫院感到壓力。他原本可以根據自己擁有的醫學常識（私下）提供這個家庭有用的建議。這樣的互動原本應能強化他身為醫生的身分和使命，而且還可能使多年來一直在與疾病搏鬥的珍和她的家人受益。

結論

失智者依舊是人，為上帝所愛。我們的故事和我們的關係繁複多樣，足以維持人的身分。即使我們有軟弱，上帝會持續且主動地與我們所有人建立關係。失智症是一種不折不扣的腦部疾病。失智者的腦仍衝勁十足地在運作，包括視覺、聽覺、嗅覺、觸覺和味覺在內的數十億個訊息，即使有受損，仍在被傳送。

社群維護著所有身在其中的人的日常身分，包括那些失智者或身心障礙者。接納一個身心障礙者，就是提供羅伯特‧宋所稱的「身心障礙者生命裡基本的穩固和無可妥協的存在，而這也**存在於所有人的生命裡**」。[26] 這樣的接納，讓我們知道如何在信、望、愛中作出回應，同時仍尊重失智者及其家人的失落感和悲傷。這是一種值得我們悲傷的痛苦。

反思問題

* 無論是有信仰的人、無神論者,或是介於兩者之間,失智症會影響這個人的身分嗎?

* 我們如何利用這些見解,為失智者提供更好的照顧和支持,並做好臨終關懷的決定?

* 凱爾西看重人與上帝的關係,這如何影響一個人的完整性?這是否給你帶來盼望?為什麼?

* 你的信仰社群,如何幫助失智者維持他們的身分?

* 根據這些見解,你該如何看待人神關係中的自己?

注釋

1. David H. Kelsey, *Eccentric Existence: A Theological Anthropology* (Louisville, KY: Westminster John Knox Press, 2009), 296.

2. Ibid., 282.

3. Ibid., 345.

4. Stephen Plant, "Christian Ethics as Eccentric Existence: On Relating Anthropology and Ethics," *Studies in Christian Ethics* 14, no. 3 (2011): 371.

5. Robert Song, "Conclusion: Fragility and Grace; *Theology and Disability,*" in *Theology, Disability and the New Genetics: Why Science Needs the Church*, eds. John Swinton and Brian Brock (London: T&T Clark, 2007), 243.

6. Joshua Greene et al., "An fMRI Investigation of Emotional Engagement in Moral Judgment," *Science* 293 (2001): 2105-2108.

7. Kelsey, *Eccentric Existence*, 540.

8. Ibid., 309.

9. Ibid., 209.

10. Ibid., 311.

11. Ibid., 317.

12. John Swinton, *Dementia: Living in the Memories of God* (Grand Rapids, MI: William Eerdmans Publishing Company, 2012), 17.

13. Ibid., 20.

14. Ibid., 160.

15. Ibid., 181.

16. Ibid., 186.

17. Ibid., 183.

18. Song, 239.

19. Ibid., 240.

20. Nancy Eiesland, *The Disabled God: Toward a Liberatory Theology of Disability* (Nashville: Abingdon Press, 1994), 102.

21. Ibid., 103.

22. Bernd Wannenwetcsh, quoted in Song, 241.

23. Song, 242.（粗體為作者所加）

24. Hans Reinders, cited by Susannah Cornwall, "Intersex and the Rhetorics of Disability and Disorder: Multiple and Provisional Significance in Sexed, Gender and Disabled Bodies," *Journal of Disaiblity and Religion* 19 (2015): 116.（粗體為作者所加）

25. Swinton,171.

26. Song, 242.（粗體為作者所加）

第五章 老化和靈性

人生的每一個階段和時期，都是上帝所命定的，因此都各有其目的。我們在無止盡的不斷變化中成長，隨著生活進展的起伏不定，聖靈總是溫柔地鼓勵和引導我們。人生中沒有任何一個階段比另一個階段更重要；每一個階段都有其定位；每一個都同等重要……。在一生中持續的信仰培育，可以支持我們的靈性不斷成長、不斷變化。[1]

如果人生沒有任何階段比另一個階段更重要，為什麼美國文化會如此強烈地抗拒老化的想法？媒體、家庭，甚至教會，都在傳遞「要不惜一切代價避免老化」這個令人不勝負荷的信息。身體衰老的人可以經由手術、肉毒桿菌素、面霜和乳液，來改變老化對身體所造成的影響。他們可以延遲退休，繼續工作到70歲以上，或甚至到80歲以上。

他們可以吃健康的食物，規律地運動，保持固定的生活節奏。這些都不是壞事，而且對未來毫無疑問是重要的。但是，人是否為了一直要避免進到「有其定位〔而且〕同等重要的」的下一個階段，而造成任何人生的缺憾呢？

試圖彌補人生下一階段的是哪些人？像一般人口那樣，他們代表所有的種族、文化和信仰。這些身分會影響到他們如何邁向老化，以及家人和朋友如何對待他們。不論他們的背景如何，我們想極力避免的，仍是作家蘇珊·傑克比（Susan Jacoby）所謂的「將所有65歲以上的人歸為一類

的不實做法」。[2]

　　將 65 歲、75 歲和 85 歲的人歸為一類來描述這個年齡層的生理和心理狀況，就和將 5 歲、15 歲和 20 歲的人歸為一類是同樣的道理。當我們描述「65 歲以上的人」的健康狀況時，我們不免會慶幸只有 5% 的人被侷限在療養院內。但是，當我們只看 85 歲以上的群組時，他們在療養院度日的可能性會躍升至 50%。

　　「年輕老人」（65 ～ 74 歲）包括在二次大戰後生育高峰期出生的第一波老人，也就是所謂嬰兒潮出生的人，他們在 2011 年 1 月達到完全退休的年齡。有鑒於健康和其他方面的考量，許多人現在將這個年齡層視為中年期。對很多人來說，這是一個身體健康且能夠自由探索新出路的時期。米爾頓・克如姆（Milton Crum）在兩本專論《我很老》（I'm Old）及《我很虛弱》（I'm Frail）中，詳述他自己老化的過程，他將自己與妻子這段時期的共處，描述為他們一生中最美好的時光。正如另一位作家所指明的：「即使我們不再能隨心所欲地做我們想做的**每一件事**，我們仍然可以做我們真心想做的**任何事情**。」[3]

　　與那些嬰兒潮出生的人相比，「中老人」（74 ～ 84 歲）相對是較小的群組，不過這個年齡層的人很少認為自己「老了」。嬰兒潮出生的那一代，在 2021 年進入這個年齡層。隨著他們晉升到老年人的群組，可以預期的是，他們將會

改變文化和社會對這個年齡層的期望。這是一個介於年輕老人和老老人的中間階段，仍由前一階段、健康狀況，以及某些任務的完成方式來賦予定義。它帶個人進入人生的最後階段，有時緩慢而溫和，有時則迅速而無情。

「老老人」（85 歲以上）是美國總人口中增長最快的年齡層。這個群組佔老年人口的 10%，預期從 2010 年的 570 萬人增加至 2050 年的 1900 萬人以上，增加人數超過三倍。[4] 有人稱這群組為人生的「冬天」，許多人必須在這段時期放棄他們認為不可或缺的東西。他們的身體可能會不聽使喚，在生活上可能需要他人協助。據 85 歲以上的人描述，老化是一個漸進的過程，往往在不知不覺中悄然現身。

教育社會學家撒拉·勞倫斯—萊特富特（Sara Lawrence-Lightfoot）在她的著作《第三章》（*The Third Chapter*）中說：「〔進入這些階段〕發展領域更有層次了；耐心勝過速度；節制勝過雄心；智慧勝過智商；『留下傳承』勝過『功成名就』；而且一點幽默能饒了我們所有的人。」[5]

* * *

某人的訃聞詳盡列出他的專業成就。除了傑出的軍事生涯，他還曾在幾個政府機關擔任律師，曾多次榮獲表彰和獎項。顯然他在許多方面都功成名就。

然而，這個人在退休後開始建立傳承。他在附近一所中學做義工，教年輕男孩西洋棋的技巧。他運用自己在律師方面的技能，代表家庭和兒童在法庭上出席，擔任他們的辯護律師和顧問。每年夏天，他有幾個週末會開車載著孫子女去海灘玩，而且不允許其他成年人隨行。訃聞也包括他在世家屬的名字。我不禁在想，對他們來說什麼更重要：是他的「成就」，還是他的「傳承」？

　　　　　　　　　　　　　　　　　　　　——多蘿西

　　　　　　　　　　　　＊ ＊ ＊

　　在人類歷史中，地球上從未像現在有這麼多老年人，或佔如此大比例的老年人口。現今平均餘命的延長和精力充沛的生活方式，使許多人能夠有 20% 到 25% 的歲月享受活躍的退休生活。在 2029 年，當最後一批嬰兒潮出生的人滿 65 歲時，年滿 65 歲或 65 歲以上的人將佔美國人口的五分之一。[6] 到了 2042 年，少數民族將佔總人口的多數，會有一半以上的人口是非白人或拉丁裔。在與年齡相關的重要指標上，種族（racial）和族裔（ethnic）群體之間，持續存在著差異，這包括平均餘命、生活規劃、疾病流行率、收入水平，和貧窮率。如第二章所說，非裔美國老人罹患阿滋海默病的機率較高是不爭的事實。

身體的變化

老化所帶來的身體變化，例如健康和情緒的穩定，其實與靈性生活有關。在青年時期，大多數的生理和身體功能發揮最高的效率。到了 25 ～ 29 歲，對多數人來說，身體的成長與肌肉、臟器和身體系統的發育，已達平穩階段。40 ～ 59 歲，人會開始留意到，身體變化影響到行為和表現。60 歲以後，幾乎每個人都必須面對一種或多種慢性疾病。

外在和可觀察的變化，例如膠原纖維減少所造成的白頭髮和皺紋，經常在提醒人「他們正在老化」。肌肉系統到了 35 歲左右，會開始有明顯的變化，包括整個身體肌肉的強度、質量和張力，此外，脂肪也重新分布。隨著年齡增加，結締組織和關節的柔軟度降低，骨頭變得脆弱，更容易斷裂。心跳速率在 25 歲左右效率最高，30 歲之後，每一年便會失去1%的心泵儲量，傳送至組織的氧量因而減少。不過，很多心血管方面的變化是疾病造成的結果，並不是正常的老化現象。[7]

從 20 ～ 60 歲，由於胸廓的接合處和肺組織本身失去彈性，再加上支撐肺的肌肉日益衰弱，肺的最大呼吸量或肺活量逐漸減少。消化系統的運作效率變低，原因是肌肉的作用變慢、胃酸的產量減少及吸收養分的能力受損。在 25 歲左右，代謝開始遲緩，大多數人體重會增加，即使特別留意飲食和運動也無濟於事。[8]

人在面臨環境刺激時所反應出的思考、推理和行動的能力，取決於由腦和脊椎組成的中樞神經系統的完整性。如第一章所探討的，針對此系統的研究，讓我們對腦如何運作，以及人如何存取記憶有更多的了解。這類研究，除了可以減緩疾病對腦所造成的破壞之外，也可能帶出治療阿滋海默病和其他相關疾病的治療方法。

有一個關於老化的迷思是，人們誤以為只要吃得好、有運動，並保持健康，就可以平安無事地渡過晚年。尤其是二次大戰過後嬰兒潮出生的人，有些現在正值 70 幾歲，他們對這樣的論點深信不疑。作家如米爾頓‧克如姆，則駁斥這種樂觀的預期：「我幻想著自己如果照顧好自己的身體，就算歲月流逝，我仍可以成為活力充沛、**老當益壯的老人**（wellderly），而不是**體弱多病的老人**（illderly）。」[9] 三年後，克如姆在《我很虛弱》一書中，將虛弱定義為一種「大多數老人在死前會忍受的狀況，有時候持續很多年，在這期間各式各樣的小毛病共謀，要讓死亡比生命更吸引人」。[10] 他給自己最後年日的總結，似乎一點也不「優雅」。

很多在嬰兒潮出生的人，尤其是 1950 年代後期以前出生的人，不但相信自己會是米爾頓‧克如姆所描述的「老當益壯的老人」，也絕口不提退休或放慢生活步調。以為只要不談到身體逐漸衰老，他們就可以不去理會不知不覺臨到身上的病痛。在一次教會的聚會中，有些嬰兒潮初期

出生的人留意到，許多人剛退休後完成的第一件事，就是動膝蓋、髖骨或其他部位的關節手術，不禁令人會心一笑。身體的磨損，迫使老年人必須放慢腳步，將期望放低一點。

憂鬱症和藥物濫用

美國文化對老化的負面觀點，有時候會造成偏差的看法而認為憂鬱症在老年人中盛行。值得慶幸的是，大多數老年人並不是憂鬱的。據估計，老年人罹患重度憂鬱症的人口比例大約落在 1% 至 5% 的範圍內，但在需要居家護理或住院治療的老年人中的比例，則有顯著的增加。[11] 同時，65 歲以上的人約有 80% 患有至少一項慢性疾病；罹患兩項或更多疾病的，則佔 50%。憂鬱症比較可能發生在已有其他疾病（例如心臟病或癌症），或那些身體功能受限的人身上。[12]

太多時候，醫療人員誤將老年人的憂鬱症狀，看成是因疾病或老化引起的生活改變的一種自然反應，因此並沒有將憂鬱症視為應當治療的疾病，而老年人，尤其是 75 歲以上的，也經常抱持這樣的觀念，而且不尋求幫助，因為他們不知道自己的心情可以好轉。雖然老年人罹患憂鬱症的風險增加，但事實上，憂鬱症是一個真實、可治療的身體狀況，並不屬於正常老化的一部分。憂鬱症並不僅僅是「悶悶不樂」，或是在哀悼失去所愛之人時的情緒感受。它

和糖尿病或高血壓一樣，是一種可以治療的身體病況。

　　心理健康的有些層面會隨著年齡增加而改善，與其他 18 ～ 64 歲的年齡層相比，65 歲或 65 歲以上的人，比較不可能有某種形式的心理疾病。老年人的自殺率不到全國平均的一半。不過，很多老年人卻仍因為日常活動受限、身體不便、失去親人的悲傷、照護問題或受到挑戰的生活情境，或是未接受治療的心理疾病（例如憂鬱症），而經歷精神上的痛苦。[13]

　　人口研究顯示，超過 250 萬的 65 歲以上成人有飲酒和藥物方面的問題。老年人因酗酒而住院，經常和因心臟病發作而住院一樣頻繁。儘管 65 歲和 65 歲以上的人只佔總人口的 13%，但這些老年人卻包辦了美國所有處方藥的 30%。[14] 結果，老年人成為濫用處方藥和嗜藥成癮的高風險族群。除了處方藥之外，很多老年人也服用成藥、維他命和膳食補充劑，而造成問題，因為他們身體處理藥物的能力變低，致使負面藥物交互作用的可能性增加。

　　美國濫用類鴉片的危機也衝擊老年人。1990 年代後期，除了體溫、心跳、呼吸和血壓之外，醫學界也開始監測痛覺，並將它視為第五生命現象。有些人將各個年齡層（包括 65 歲以上的人）處方止痛劑的使用急劇增加，歸因於監測病人的標準改變。老年人慢慢被訓練成轉向藥物尋求解脫，不論是使用舒緩關節發炎的成藥，或是減輕重大疼痛

的類鴉片。美國人在 2016 年向藥局領取了超過 40 億份的處方藥；65 歲以上的老人領取的處方藥比 65 歲以下的人多了兩倍。[15] 不論是動機問題，或是照顧人員之間缺乏溝通，還是心理健康方面的問題，成癮在所有年齡層造成的破壞性，結果都是相同的。[16]

　　由於知識不足、研究數據有限，和門診過於倉促，老年人當中酒和藥物誤用與濫用的情形經常被忽視。因為老年人酗酒和藥物倚賴造成的問題，有時與常見的醫療和行為障礙很像，如糖尿病、失智症和憂鬱症，在診斷上或許很困難。於是，治療老年人的藥物使用障礙症並不值得，便成了心照不宣且普遍存在的假設。「治療有什麼用呢？反正他們也活不久了。」在年輕人身上被認為是有問題的行為，若發生在老年人身上，卻激發不起同樣的緊迫性。再加上大眾對老年人，尤其是罹患某種形式的失智者的印象是：去治療他們的酗酒和藥物濫用問題，是不會有成效的；也有人認定，治療這個年齡層的人，是在浪費醫療資源。

在改變和失去中知足

　　知名的老年病學家伊萊恩・布羅迪，晚年寫了一篇文章發表在《老年學家》（ *The Gerontologist* ）期刊，回顧她的研究工作，和她老化的親身經歷。出生於 1922 年的布羅

迪，經歷過經濟大蕭條（Great Depression）和多項社會經濟政策的進展，例如社會福利（Social Security）、美國醫療保險（Medicare）、聯邦醫療補助（Medicaid），和社會安全生活補助（Supplemental Security Income）。這些措施在老化的領域產生很重要的影響。布羅迪回顧自己與年長者共事所經歷的改變，才發現自己先後經歷了「年輕老人」、「中老人」，然後到達「老老人」階段。

> 我們與過去的老年人大不相同。我們自幼年起就接受更多的教育與更完善的醫療照護。與我們的母親那一輩相比，我們這個年齡層有更多婦女離開家外出工作。在我們有生之年，交通、傳播和科技突飛猛進（即使我們中間有些人對科技的進展仍感頭痛）。我們這群非常老的老人是一塊新的疆界——有待我們自己和你們來認識與了解。[17]

布羅迪從未打破的一個習慣就是——傾聽。雖然她晚年時再也不是社工人員和研究員了，但她仍然渴望聽到朋友和同齡者的故事，包括他們的顧慮和擔憂，困擾和歡樂。布羅迪指出，她不記得自己變老了。她的腰圍變粗，頭髮變得稀疏，平衡感「不太好」。她補充說：

> 現在我從一個86歲老婦人的角度來看，覺得自己當時理智上預備好要迎接老年期，但情感上卻沒有準備就緒。如今連我的孩子也都進入我所研究的老化階段

了。老年的一般經歷，例如疾病和失去，即使可以預期，卻仍是出人意料的。[18]

　　情緒變化最重要的層面，可能是處理失去，布羅迪發現，隨著年齡增加，失去是很普遍的經歷。失去的感受伴隨著配偶或知己去世、靠工作界定生活的人失去身分、生活方式改變，和搬新家。在老年人臨近死亡時，面對可預期的事卻出乎意料的發生，於是原本被壓抑的重大問題，開始自行浮現。

　　專注於失去，會掩飾許多老年人所稱的滿足感。最近的研究，推翻了我們文化中對於「才華、魅力和歡樂大多數歸屬於年輕人」的刻板印象。[19]衡量幸福感的研究顯示，老年人的幸福感往往更勝一籌。我們看到老年人失去健康、自給自足的能力、朋友和親人，便認定他們會沮喪和不快樂。然而根據他們的陳述，他們在財務、人際關係和犯罪方面比較沒有焦慮和困難。「我們的研究顯示，年紀越大越幸福。和 65 ～ 74 歲的人相比，75 歲和 75 歲以上的人，不但有更高的幸福感，而且還遙遙領先。」[20]

　　超過 65 歲還在工作的人，絕大多數對工作的滿意度比年輕的工作者更高。「老年人可能更快樂」的這個事實，似乎與「老年人罹患憂鬱症和其他心理健康問題的風險更高」的研究結果相反。

美國老人在幸福的五個要素（目的、社交、財務、社群和身體）中，也都有較高的幸福感。而在財務狀況方面，美國老人得分特別高，他們比較滿意自己的生活水平，少擔心錢，並說他們有足夠的錢去做自己想做的事——所有這些幸福指數都比年輕人高。和55歲以下的人相比，美國老人更容易獲得醫療照護，擁有健康保險的比例更高，有個人的專屬醫生，獲取處方藥的比例也比年輕人高。[21]

「綜合社會調查」（The General Social Survey）自1972年起，就在監測社會變化和研究美國社會，它所發表的數據一致顯示，老年人比年輕人更快樂。[22] 研究人員在2008年詳細檢視數據，想找出箇中原因。所得的結果竟和「老年人經歷疾病、死亡和其他失去，會導致生活不快樂」的預期恰恰相反。根據老年人的訪問調查報告，他們在整體財務和個人方面很少遇到困難。同時受訪的年輕人則在健康方面的問題較少，但有更多其他類型的困境。

其他研究人員從這些數據發現，高齡與正面情緒有關。他們發現，老年人並不是沒有負面情緒，然而他們在有負面情緒時，是被動的順應。雖然老年人說自己感到更孤單，但他們也表明自己有更多的平靜。研究人員的結論是，老年人憂鬱的程度甚於一般人，不是因為他們有負面情緒，而是因為他們被動順應的程度更甚於一般人。[23]

人的自我靈性

　　一個人的靈性不是生命的單一面向，因為它能滲入全部的生命，並賦予其意義。它是人類經由所有繁複事物而存在的最深層面向。[24] 靈性幸福的反面是分裂和孤立。人在被問及靈性的定義時，通常會在尷尬的沉默後才回答，用來形容的詞語可能包含「本性」、「特定經驗」，甚至「上帝」和「關係」。雖然靈性經常是問卷調查和個人簡述中「非常重要」的項目，但很少人能將它描述清楚。

　　羅伯特・愛奇利認為靈性有三種基本形式：「強烈的當下意識、個人自我的超越，以及與所有生命、宇宙、上帝或存在的巨大網絡連結的感覺。」[25] 這些基本形式是以一系列的問題為基礎，例如「靈性成長是什麼意思？」或「靈性旅程的本質是什麼？」或「靈性如何表現在日常生活中？」，這些都是想要與上帝建立更深入關係的人會問的問題。

＊　＊　＊

　　有時候，人到了老年會開始思索自己為何還活著。有一個深受全家愛戴的女性大家長開始問這個問題。她在六十多歲時接受按立，參與傳道事奉，在同一崗位上事奉了將近三十年。她的家人，包括她的孩子、孫子、曾孫以及他們的伴侶和家人，還是很喜歡和她在一起，他們沉浸在她的聰慧

中，也欣賞她生命的優雅。但最近，她開始為自己不能行動自如而覺得遺憾，而且不只一次質疑自己事奉的目的。

德蕾莎修女創立的仁愛傳教修女會有一個信念，即我們能給予彼此的最大禮物，就是我們的脆弱。透過讓別人關心我們的需要，我們就是在給予他們機會能夠看到基督，並成為基督。一個人變得虛弱，甚至可能失智時，生命是否仍然有用？這個難題的答案與我們當今文化的價值觀背道而馳，這也是令人難以理解的原因所在。但也許這些忠心照顧流浪者和貧困者的修女是對的：我們的脆弱，是我們送給所愛之人的禮物。

——多蘿西

＊　＊　＊

愛奇利說，已踏上靈性旅程多年的人「通常會發展出一種幽默感，來應對他們所遇到的衝突和矛盾」。[26] 他們也發現自己沒有辦法強行解決這個問題。「等待是一個重要的靈性操練」，他補充說道：「不是『等待什麼發生』，而是單單等待。」在耐心等待所創造的空間裡，人更可能與神聖的上帝或「存在的基礎」（ground of being）連結。正如這位女性大家長質疑她的人生目標一樣，許多老年人相信，他們的生命已超出他們所能理解的「物盡其用」了。

愛奇利提出的三種靈性形式，關乎所有年齡層的人，它們是信仰團體如何開創計畫、活動、宗教儀式，以及禱告的指導原則，能幫助人與上帝建立更深入的關係。對靈性有更透徹的認識，不但能幫助教會去服事年長的會友，也能在兒童、青年和成人之間，建立更有意義的關係。

人不僅僅是他的智力、社會存在和身體的總和。「能把組成人不可或缺的所有部分交織起來，並激發出活力的，是他們與天父上帝的關係。」[27] 人要如何知道自己的靈性是否健康呢？那不只是身體、心理或社會方面的健全，它是對生命的肯定：即使在逆境中，也有積極的生命力。這不是像樂天派的樂觀主義那樣否認失去的現實；更確切地說，它是承認生命中的命定（destiny）。

這命定包括愛自己的生命，和愛他人的生命，以及關心社群、社會和所有的受造物。對生命的肯定，來自不斷進展的靈性幸福，是以社群生活為根基。在這個社群中，人學習接受過去，活在當下，並尋求未來人生的盼望。

「屬上帝的老年人，不論男女，面臨的所有挑戰，從多重角色改變、健康每況愈下、失去終身伴侶、尋求確認自我價值、結交新朋友，到期待地上生命結束，都與靈性或缺乏靈性有關。」[28] 基督徒相信，生命是因為與上帝有聯繫，才有意義。唯有在這樣的關係中，我們才能找到生命、靈性滿足，以及合一的真義。

找到自我

方濟各會的弟兄理查‧羅爾（Richard Rohr）在《踏上生命的第二旅程》（*Falling Upward: A Spirituality for the Two Halves of Life*）一書中說：

> 人生有兩個主要任務。人生上半場的任務是為自己的生活開創一個合適的容器，並回答諸如「我是誰？」、「是什麼讓我的人生有意義？」、「我要如何維生？」、「誰會與我同行？」之類的核心問題。人生下半場的任務很簡單，就是找到這個容器原本應容納和傳遞的真正內容。換句話說，這個容器是為了內容而存在的。[29]

對許多人（雖然不是所有人）來說，填充容器的任務在人生下半場才開始，因為在這段時間，他們才會開始放慢腳步，尋找生命更深層的意義。身體在發生變化，容器製作完成或正在製作中，靈性的需求也在轉變。人要到什麼光景才能更加明白，那些人生中看似截然不同的部分如何合而為一？

人生回顧

著名的老年病學家羅伯特‧巴特勒（Robert Butler），在 1963 年強力捍衛老年人不知不覺回憶起陳年往事的傾向，是健康的，並稱它為「人生回顧」（life review）。他

認為，這種傾向是「一個自然發生的普遍心理歷程，這個過程的特徵是漸進式地回到過去經驗的意識中，尤其是未解決衝突的重新浮現；同時在正常情況下，因為意識到自己瀕臨幻滅和死亡，不再覺得自己是金剛不壞之身，這些重現的經歷和衝突，就能被審視和重新整合」。[30]

另一位老年病學家傑姆斯・索羅森（James Thorson），進一步將巴特勒關於人生回顧的概念，應用在更個人化的層面。索羅森寫道，人生回顧「在某種意義上是一個合理化過程，在這個過程中，我們可以說服自己有一個相當美好的人生」。他告訴他的學生，在傾聽老年人說話時，不需要去糾正他們對過往經歷的錯誤解讀，也提醒他的學生，傾聽者握有饒恕的權柄。「第二個提醒令學生們感到驚訝。我很肯定地告訴他們，那些深受問題困擾，或對過去行為感到內疚的人，可能會從饒恕中受惠，從傾聽者口中說出的『我不認為你有這麼糟糕』之類的話得到幫助。」[31]

隱性學習

儘管年齡增加，舊有的習慣和對自我的認知仍然會影響人如何看待自己、如何與他人建立關係。這樣的事實剛開始並不會因為失智症侵入人的生命而有所改變。失能家庭（dysfunctional family）通常不會很快就出現行為上的改變，而破裂的關係也不會奇蹟似地修復。反對由家裡來作

決定的觀點，可能會導致進一步的分裂。

　　「隱性學習」（hidden learning）是阻礙人認識自己、阻礙人理解自己與他人之間複雜關係的因素之一。心理學家布魯斯・史帝文斯（Bruce Stevens）寫道：「隱性學習是任何我們透過經驗學習到、卻無法用言語表達的……。因此，我們最初學到的東西，是無法清楚表達的或『隱藏的』。它可能是對的，也可能是錯的，或是對錯參半。然而，正因為它是**學習**而來的，那種感覺總是很**真實**。」[32] 史帝文斯認為，隱性學習大約始於 18 個月大的幼兒期，甚至早在開口說話之前。而在那之前，可能就是最早對人和生命運作方式作出假設的時候，這早在他們有任何語言能力之前，就已經定位好了。他說，隱性學習可能缺少言語，但那種感覺永遠是真實的。對生活的理解「早在言語成形在他們腦海之前，就如鐵軌般鋪設好了。隱性學習只是學習生活中什麼是『正常的』、如何行動，以及如何對待他人的一種方式。它無關真相，因為這樣的認識往往是有問題的」。[33]

　　史帝文斯說，人一生都在不斷增加隱性學習，儘管這種學習往往是假設性的，並沒有經過深思熟慮。史帝文斯稱之為「惰性學習」（lazy learning），因為它取決於無意識的假設，而不是以連貫的方式來思考生活。隱性學習既然不帶言語，它的影響力會越發強大，並決定人在成年後的行為方式。史帝文斯說：「當我們認定了一個真理，這真理

就變成『神聖的』，我們無法反駁它。這會繞過我們思考個人信仰的方式…… 因此，隱性學習會在無意識的情況下決定行為。」[34] 它成為一個「表現出來的真相」，用來定義一個人的身分。

* * *

我的父親是三兄弟中排行最小的，他在嬰兒期罹患小兒麻痺症，造成胸部一側肌肉萎縮。他能存活是奇蹟。他的哥哥們總是對他有些輕視，在我小時候我就感受得到這一點。他的母親在他年幼時就去世了，家裡四個男的都爭強好鬥。在父親還沒學會說話之前，隱性學習便開始決定他的行為。他在身心方面都必須格外努力，來證明自己在這個家庭裡的價值。

父親成年後確實展現了 A 型人格。他做事很有條理，有抱負，沒耐心，而且非常注重時間管理。他從不遲到，即使在退休後，仍是一絲不苟。他的生活方式導致他得了與壓力有關的病，像是失眠和消化不良，為我們的家庭增添不少緊張的氣氛。

父親在失智症初期，藉著細心作筆記來對付記憶的退化，例如把如何洗衣服的冗長備忘錄貼在洗衣機上。有一天，我接到他最好的朋友打來的電話，說他沒有為計畫好的郊遊做好準備。令父親的朋友擔心的，並不是他遲到了，而是他

對自己遲到竟然不在意。他似乎就是不在乎了。

父親一生的隱性學習並沒有因此而立即消失，但我們親眼看著他慢慢放棄了爭強好勝和不耐煩。失智症為我們揭露出一個更溫和的靈魂，它可能一直都存在，只不過鮮少被看見。

——多蘿西

* * *

史帝文斯率先將隱性學習的概念應用在親密關係上，之後他藉由一個人生任務（life task）的模型，將隱性學習擴展應用到老年人的靈性照護。史帝文斯說，人生任務是一種責任，一旦開始，便將持續一生。[35] 人生的第一項任務，就是發掘隱性學習，第二項任務，是用生活經歷來測試這個發現。最後的任務，是將經驗整合，帶來更棒的覺察和更一致協調的自我。在理想的情況下，這種自我覺察將導向服事或使命。[36] 失智者不太可能完成這些任務，但隨著隱性學習被遺忘，一個以生活經驗為基礎的不同角色出現了；因而失智者仍有可能行進在人生任務的範疇內。

艾瑞克森的發展階段

愛利克·艾瑞克森（Erik Erikson）是一位發展心理學家，他花了很長的時間才逐漸接受自己的身分，但在年歲漸長

時，他卻對生命感到驚異。他謹慎地描述社會心理發展第八階段，也就是老年的歲月，竟然與他自己年邁時的經歷不符。從他先前對人生階段的描述來看，第八階段應是最後的危機，然而顯然有一種生活品質，或缺乏一種生活品質，並非他原先所意料的。

　　一般人到了七十多歲，已完全進入艾瑞克森所稱的第八階段——整合 vs 絕望。他沒有用深奧難懂的道德原則來描述整合；他的定義是更深刻、更穩固的。整合是融會所有先前的人生階段，適應「勝利和失望」，並逐漸結出合一的果子。[37] 艾瑞克森的社會心理發展的第八階段，有另一個重要的面向，就是智慧，他的妻子兼共同研究者瓊恩‧艾瑞克森（Joan Erikson）將它定義為「看見（see）、注視（look）和記憶的能力，以及傾聽（listen）、聽聞（hear）和記憶的能力」。整合和智慧是第八階段的正面成果，「需要觸動（tact）、接觸（contact）和觸感（touch）。」[38] 在《生命週期完成式》（*The Life Cycle Completed*）增訂版最後一章，瓊恩‧艾瑞克森寫道：

> 人生的第八階段，包括回顧一生到目前為止的點點滴滴；自己有多麼接納生活的幸福美好，而不是為錯失的機會懊悔，這將決定一個人經歷厭惡和絕望的程度。正如艾瑞克森給我們的提醒：「絕望表達了以下的感覺：時間不多了、不足以開始另一個人生、做另

一番嘗試了。」[39]

艾瑞克森本人活超過 90 歲，他和妻子瓊恩在他 91 歲去世前不久，確認了第九階段。第九階段是探索老化在社群生活以外的現實，而社群生活是其他八階段的主要部分。瓊恩·艾瑞克森將佛教思想融入西方心理學，進一步描述一種對老年經歷失去和尋求意義的超越。她認為，許多人活到 90 歲至 100 歲時，已無餘力和欲望去面對自己在第八階段所掙扎的內在絕望。[40]

瓊恩·艾瑞克森相信，凡是成功渡過艾瑞克森的第一階段，也就是在嬰兒期順利完成「信任 vs 不信任」危機的人，他們在年近九十時，就「有一個可以倚靠的穩固立足點」。他們在生命的起點就領受了基本信任的祝福，她說，沒有信任，「人生是很艱難的，因有信任，我們忍耐承受……。它伴隨著我們，用盼望支持我們……無論盼望受到多麼嚴峻的挑戰，它也不會拋棄我們」。[41]

希望與智慧

杜克大學醫學中心附設的老年阿滋海默病家庭支持計畫中心，有一份「阿滋海默病患者的十二個請求」列表，其中一個是「記住我的未來。我需要明天的盼望」。[42] 所有年齡層的人，無論是否患有腦部疾病，都可以經由一生經歷

到的信任，來孕育盼望。

發展理論家唐納德・卡普斯（Donald Capps）說，老年人「智慧的自我」是從他們擺脫束縛個人生命的規則和條例的能力而來。他建議人到了八、九十歲，應該以優雅作為新的動力，它是過去曾備受推崇的「有價值的智慧繼承者」。[43]「例如，在藝術領域，畫家到了晚年不見得會改變畫風，他們多半欣然擁抱自由，進入新的空間。智慧未必來自於比年輕人擁有更多的經驗，而是從脫離過去的規則、角色和儀式的自由中，獲得的觀點。」[44]

＊ ＊ ＊

我心目中一向很有智慧的父親，進入一種「優雅」的狀態，一開始令我困惑和震驚，但最終它成為父親表達智慧的新方式。他一生都受到時間的束縛，肩負家庭、工作、教會，和朋友的責任。

隨著阿滋海默病開始出現，他變得更溫和了。遲到不再是嚴重的過失。洗衣機繁瑣的功能對他來說不再是問題，因為他不洗自己的衣服了。聳聳肩伴隨著遲緩的笑容，取代了他過去強勢的行為舉止，也為他定義出新的自我。

父親對別人的期望也降低了。他會將善待自己的恩惠施予給別人。

——多蘿西

$$* * *$$

從非常實際的角度來看，卡普斯說智慧「不等同於深奧的知識或抽象的理論。更確切地說，它是實用的、明智的，能解釋智慧為何能給人權柄，去建議採取**這個**行動勝過**那個**」。[45] 因而，人開始接受自己不再能掌控的行動。

脫離理論和活動理論

大約在艾瑞克森夫婦探究社會心理發展第九階段的同時，其他理論家，如瑞典的勞斯·通斯坦（Lars Tornstam），也在進行類似的觀察研究。「超越老化理論」（Gerotranscendence）就是他們的研究結果，它是在 1980 年代出現的一種脫離理論（disengagement theory），用來描述人在面對虛弱和其他挑戰時，如何持守盼望。超越老化理論的英文，源自希臘文的「老年」（gero），和拉丁文的「攀越」（transcendence）。通斯坦將它視為一種轉變，「從物質主義和理性眼光，轉向更宏觀、更超越的眼光，通常伴隨著生活滿意度的增加」。[46] 艾瑞克森夫婦描述的是生命結束前一種幾乎完全的退化，[47] 通斯坦卻將它描述為一種提升。[48] 諷刺的是，他們的結論都是根據非常類似的觀察研究得來的。

通斯坦以艾瑞克森的發展階段理論為起點，將「超越老化」這個要達成的人生任務，視為走向智慧的最後發展階段。[49] 通斯坦在接受《紐約時報》採訪時，用一個故事來闡述這個名詞。一開始，他先描述一個假設的情境：有個女兒正在計畫一場雞尾酒會。她年邁的母親以前經常參加這類聚會，而且玩得很盡興，所以女兒像往常一樣邀請她。不過這一次，母親拒絕了。女兒當然很擔心，想知道母親是不是生病了，還是心情鬱悶，因為母親過去總是興高采烈地接受邀請。然而，研究老化已超過二十五年的通斯坦博士說，或許這是很正常的現象。我們從 20 歲到 45 歲，價值觀和興趣通常不會保持不變，既是這樣，為什麼我們會期待之後的幾十年內都一成不變呢？通斯坦在瑞典烏普薩拉的家中接受我的電話採訪時，說：「我們成長並且改變；我們變成熟了。」他也說：「這是我們一生持續進行的過程，而且永遠不會終止。我們在中年時會誤以為良好的老化過程，就是繼續保持我們 50 歲時的樣子。或許事實並不是這樣。」[50]

通斯坦的論點是，老年人對獨處和有三兩好友陪伴的需求增加，是持續成熟的一個特徵。從他的角度來看，前述這位女兒的母親不見得是日益惡化，而是在逐漸改變中。「有人告訴我們，他們在 80 歲時和以前大不相同，」通斯坦的解釋是，「他們有了新的興趣，也將一些東西拋在身

後」。[51]

　　超越老化的老年人，比較不會以自我為中心，而且較懂得為別人著想。隨著年紀增長，他們通常會更謹慎選擇社交活動和其他活動，避開自己認為不必要的社交互動。超越老化的老年人說，他們對物質事物的興趣減少，過多的財產對他們來說也變成了負擔。

　　他們表示，自己對可以思考和默想的獨處時間（即所謂的「正面的獨處」）有更大的需求。超越老化的老年人卸下「面具」，因為他們不再覺得自己需要扮演過去的角色；現在他們可以做自己了。這些人發現，自己不過是接納了人生的奧祕，承認自己無法明瞭一切。當超越老化的老年人回顧自己的一生時，他們體會到，人生中的點點滴滴的確拼湊成一幅完整的拼圖。

　　超越老化理論改變了人對時間的認知。一位長者有可能會說，自己在同一瞬間體會到成為一個孩子、一個年輕人、一個成年人，和一個老年人的感覺。

＊　＊　＊

　　春末的一天下午，我坐在餐桌旁，緊靠著一扇敞開的窗戶，感受到一股悶熱的微風輕拂著我的臉。我聽到遠處傳來孩子們玩耍的聲音。這是一個令人昏昏欲睡、無比舒適的地

方，於是我閉上眼睛。突然間，我聞到食物烹煮的味道，聽見平底鍋的碰撞聲、抽屜的開關聲和腳步聲。

就在一瞬間，我變成小孩子，回到童年時位於奧克拉荷馬州的家，待在我的房間裡，很安全，感到輕鬆自在。我憶起母親做晚飯時熟悉的聲音和香味，那聲音和香味將我帶回到過去。此時突然傳來附近孩子們玩耍的聲音，我刻意轉回到童年時的另一個場景。

當我有這樣的經歷時，我的母親已不在人世了，我童年的家不過是一個遙遠的記憶。勞斯‧通斯坦和其他理論家告訴我們，我們的意念能超越時間和空間，緊跟著我們的記憶，甚至我們的渴望。回到當下，我發現了詩篇作者所說的：「我的心平穩安靜，好像斷過奶的孩子在他母親的懷中」。

——多蘿西

＊ ＊ ＊

最後，超越老化的人將死亡視為人生歷程中很自然的一部分，他們通常比年輕人更不害怕死亡。

以下總結通斯坦對於超越老化如何影響人的看法：

＊ 對過去的世代更有好感，對過多社交互動的興趣減少。

＊ 經常有宏觀的意識，會重新定義時間、空間、生命

和死亡。

* 在選擇社交活動和其他活動時，比較不會只想到自
  己，同時也會更謹慎選擇。更喜歡獨處。
* 個人對物質事物的興趣也可能會減少。

　　有關老年人面對老化挑戰的最佳方式，爭議不休，理
論家通斯坦所主張的「脫離理論」與「活動理論」互相對立。
脫離理論鼓勵老年人退出社交活動，以協助「擺脫他們與
他人的情感聯繫，為死亡做好準備」[52]，活動理論所持的觀
點則恰恰相反。

＊ ＊ ＊

　　我的老朋友鮑伯已經 95 歲了，仍獨自住在奧克拉荷馬
州的一個農場上，他還在騎馬，而且是在鄉間小道上騎馬。
他對活動理論深信不疑。擁有化學博士的他，至今仍在專業
上相當活躍，以顧問的身分在全國各地旅行。他認為，一
個追求智識和鍛鍊身體的活躍生活，能避開失智症和病痛。
儘管他的妻子在十多年前死於阿滋海默病，他仍相信，一個
活躍的生活也能預防那樣的疾病。

——多蘿西

＊ ＊ ＊

對那些生活忙碌、有太多清單、時間表排得滿滿的人來說，脫離理論可能頗具吸引力，但避免與社會接觸，可能造成前面提到的憂鬱症和藥物濫用。老年人應該與社群保持聯繫，因為社群可以提供支持，而退休社區的活動主任所做的工作也有其存在的必要。

老年人的幸福

臨床心理學家弗若瑪‧瓦許（Froma Walsh）認為，儘管老年人憂鬱症、酗酒和濫用藥物的發生越來越受到關注，但他們比較不可能成為現實生活的受害者，反倒更有可能表現出韌性，有能力與所發生的事件發揮相互影響的作用。[53] 她相信，老年人具備超越現況的能力，有帶著勇氣和新視野去冒險的自由，而不專注在自身的限制之上。瓊恩‧艾瑞克森也提過「由基本信任而產生的盼望」，並以此鼓勵老年人，即使不再看重物質財富並企求獨處，也要勇於冒險。

哪一樣帶來更大的滿足和幸福：是像鮑伯那樣充滿了追求智識和鍛鍊身體的生活呢？還是用更多被動順應的時間來反思生命？大多數老年人給的是綜合二者的答案。有時，在顧及沉默和反思的需求之下，被動性的生活需要被挑戰。

最後的想法

　　靈性之旅通常周遊於存在（being）和行動（doing）之間。人在家庭、工作、社群和社會裡，融入自己的角色，完全看不見其中也有自由的「存在品質」[54]。靈性生活使人的**存在**重新回歸意識層面，能幫助人更清楚地看到生命的靈性層面。愛奇利說：「如果我們想了解生命的靈性層面，如何與老化發生互動，我們需要一張很好的靈性地圖。」除此之外，可能還需要來自朋友、家人和信仰社群的一些幫助。

反思問題

* 如果人生中沒有任何一個階段比另一個階段更重要，為什麼我們要如此強烈地抗拒變老的想法？

* 撒拉‧勞倫斯—萊特富特曾說：「發展領域增加了更多分層；耐心勝過速度；節制勝過雄心；智慧勝過智商；『留下傳承』勝過『功成名就』；而且一點幽默能挽救我們所有的人。」你更關心的是功成名就，還是留下傳承？

* 「有人告訴我們，他們在80歲時和以前大不相同。他們有了新的興趣，也將一些東西拋在身後。」自省會令你興奮，還是害怕？你的人生中有哪些關鍵性的時刻或事件，是你沒有時間去處理的？你現在願意抽出時間來回顧，並處理伴隨著那些時刻或事件的情緒、遺憾、喜樂或悲傷嗎？

* 羅伯特‧愛奇利認為，靈性之旅通常周遊於存在和行動之間。你要如何有效地在兩者之間取得平衡？

注釋

1. Richard P. Johnson, "Shaping a New Vision of Faith Formation for Maturing Adults: Sixteen Fundamental Tasks," *Lifelong Faith*, Spring 2007, accessed December 27, 2017, http://www.faithformationlearningexchange. net/uploads /5/2/4/6/5246709/faith_formation_for_maturing_adults_-_ johnson.pdf.

2. Susan Jacoby, *Never Say Die: The Myth and Marketing of the New Old Age* (New York: Pantheon Books, 2011), 11-12.

3. Barbara Klammerlohr, "Barbara's Room: Book Reviews and Article," Spring 2009, accessed December 27, 2017, http://www.secondjourney.org/ kammerlohr /09Spr.htm.

4. Adele Hayutin, Miranda Dietz, and Lillian Mitchell, "New Realities of an Older America: Challenges, Changes and Questions," Stanford Center on Longevity, 2010, accessed December 27, 2017, http://longevity.stanford. edu /blog/2010/11/19/new-realities.

5. Sara Lawrence-Lightfoot, *The Third Chapter* (New York: Sarah Crichton Books, 2009), 173.

6. Peter Francese, "The MetLife Report on Early Boomers," MetLife Mature Market Institute, 2010, accessed December 27, 2017, https://www.metlife. com/assets /cao/mmi/publications/studies/2010/mmi-early-boomers.pdf.

7. Charles A. Cefalu, "Theories and Mechanisms of Aging," *Clinics in Geriatric Medicine* 27 (2011): 491-506, doi:10.1016/j.cger.2011.07.001.

8. Ibid., 498-500.

9. Milton Crum, *I'm Old*, monograph, 2011, accessed March16, 2018, https://vts.myschoolapp.com/ftpimages/95/download/Milton%20 Crum%20I%20AM%20OLD%202011[4]_resources.pdf, 13-14.

10. Milton Crum, *I'm Frail*, monograph, 2014, accessed March 16, 2018, http://www.ahpcc.org.uk/wp-content/uploads/2013/04/imfrail.pdf, 3.

11. Centers for Disease Control and Prevention website, "Healthy Aging," January 31, 2017, accessed December 27, 2017, https://www.cdc.gov/aging/mentalhealth /depression.htm.

12. Ibid.

13. Center for Behavioral Health Statistics and Quality, *Behavioral Health Trends in the United States: Results from the 2014 National Survey on Drug Use and Health*, 2015 (HHS Publication no. SMA 15-4927, NSDUH Series H-50), accessed November 18, 2017, retrieved from http://www.samhsa.gov/data.

14. Ibid.

15. The Henry J. Kaiser Family Foundation, "Total Number of Retail Prescription Drugs Filled at Pharmacies by Payer" (2016), accessed December 27, 2017, https://www.kff.org/health-costs/state-indicator/total-retail-rx-drugs/.

16. Harry Haroutunian, *Not as Prescribed: Recognizing and Facing Alcohol and Drug Misuse in Older Adults* (Center City, MN: Hazelden Publishing, 2016), 5.

17. Elaine M. Brody, "On Being Very, Very Old: An Insider's Perspective," *The Gerontologist* 50, no. 1 (February 2010): 2-10, doi.org/10.1093/geront/gnp143.

18. Ibid., 5.

19. Shanker Vedantam, "Older Americans May be Happier than Younger Ones," *Washington Post*, July 14, 2008, A04.

20. *State of American Well-Being: State Well-Being Rankings for Older*

Americans. Gallup-Healthway Well-Being Index, 2015, accessed December 27, 2017, http://www.well-beingindex.com/hubfs/Well-Being_Index/2014_Data /Gallup-Healthways_State_of_American_Well-Being_Older_Americans_Rankings.pdf?t=1508795566327, 2.

21. Ibid.

22. The General Social Surveys,1972-2016, National Opinion Center (NORC) at the University of Chicago, 2017, accessed December 27, 2017, http://gss.norc .org.

23. Catherine E. Ross and John Mirowsky, "Age and the Balance of Emotions," *Social Science and Medicine* 66 (2008): 2391-2400, doi:10.1016/j.socsci med.2008.01.048.

24. Donald F. Clingan, "Foreword: What Spiritual Well-Being Means to Me," in *Perspectives on Spiritual Well-Being and Aging*, ed. James A. Thorson (Springfield, IL: Charles C. Thomas, 2000), xiii.

25. Robert Atchley, *Spirituality and Aging* (Baltimore: The Johns Hopkins University Press, 2009), 2.

26. Ibid., 2-3.

27. C. Bruce Davis, "Spirituality and Aging," in *Perspectives on Spiritual Well-Being and Aging*, 45.

28. Ibid.

29. Richard Rohr, *Falling Upward* (New York: Jossey-Bass, 2011), xiii, 1.

30. Robert N. Butler, "The Life Review: An Interpretation of Reminiscence in the Aged," *Psychiatry* 26 (1963) : 65-76, published online November 7, 2016, accessed December 1, 2017, doi.org/10.1080/00332747.1963.1102 3339.

31. James A. Thorson, ed., *Perspectives on Spiritual Well-Being and Aging* (Springfield, IL: Charles C. Thomas Publisher, 2000), xvi.

32. Bruce Stevens, *Hidden Learning: The Way We Are Wired for Intimacy* (Freemantle, Western Australia: Vivid Publishing, 2017), 6.

33. Ibid.

34. Ibid., 9.

35. Bruce A. Stevens, "The Life Tasks Model: Enhancing Psychological and Spiritual Growth in the Aged," *Journal of Religion, Spirituality & Aging* 29, September 7, 2017 (online), accessed November 10, 2017, http://dx.doi.org/10.1080/15528030.2017.1365040.

36. Ibid.

37. Erik Erikson, *Identity and the Life Cycle* (NewYork: W. W. Norton & Company, 1997), 98.

38. Erik Erikson, *The Life Cycle Completed*, extended version (New York: W. W. Norton & Company, 1997), 112.

39. Ibid., 113; Erik Erikson, *Childhood and Society* (New York: W. W. Norton & Company, 1963), 269.

40. Erikson, *Life Cycle Completed*, 113.

41. Ibid.

42. "12 Requests from Someone with Alzheimer's," The Center for Aging Alzheimer's Family Support Program at Duke University Medical Center, accessed November 16, 2012, http://www.dukefamilysupport.org.

43. Donald Capps, *The Decades of Life: A Guide to Human Development* (Louisville, KY: Westminster John Knox Press, 2008), 175.

44. Ibid., 169.

45. Ibid., 159.

46. Lars Tornstam, "Gero-transcendence: A Reformulation of the Disengagement Theory," *Aging* 1 (1989): 55-63.

47. Froma Walsh, "Families in Later Life: Challenges and Opportunities," in *The Changing Family Life Cycle*, 2nd ed., ed. Betty Carter and Monica McGoldrick (Boston: Allyn and Bacon, 1989), 307-326.

48. Lars Tornstam, "Maturing into Gerotranscendence," *Journal of Transpersonal Psychology* 43, no. 2 (2011): 166-180, accessed December 27, 2017, http:// www.atpweb.org/jtparchive/trps-43-11-02-166.pdf, 167.

49. Ibid., 166-170.

50. Paula Span, "Aging'sMisunderstoodVirtues," *NewYorkTimes* blog, August 30, 2010, accessed December 27, 2017, https://newoldage.blogs.nytimes.com/2010 /08/30/appreciating-the-peculiar-virtues-of-old-age/.

51. Ibid.

52. K. Brynolf Lyon, "Faith and Development in Late Adulthood," in *Human Development and Faith*, 2nd ed., ed. Felicity B. Kelcourse (St. Louis: Chalice Press, 2015), 276.

53. Walsh, 320.

54. Atchley, 7.

第六章　接納失智者

教會在開始設計新的初信造就課程或選擇教材之前，需要先根據會友、地理位置、歷史和信念，來確認其特色。每一個教會都不同。在規劃相關策略、歡迎失智者及其照顧者進入敬拜社群時，也需要將這些特色納入考量。

本章將討論幾個主題，來幫助教會會眾接待和支持失智者，並尊重和推崇這些人的才幹。我們首先要來看，經常伴隨失智症等疾病的有關保密的問題和迷思，並探討要如何打破隔絕我們的障礙。我們會繼續引用神學觀念，來幫助會眾清楚知道上帝與不同類型的人的關係，以及這對信仰社群的意義。有一部分將專門講到溝通，希望能讓失智者更容易融入教會生活。最後，要藉由記憶盒來擴展我們關注的範圍，以便有機會知道所有年齡層會眾靈性成長的故事。

破除保密的障礙

幾乎在任何情境下，若有人問「你好嗎？」時，最常、也最快的回答總是「很好」兩個字。在教會和其他地方也是如此。我們用沒有意義的兩個字來掩飾我們的問題、疾病、擔憂和掛慮，因為我們並不確定「你好嗎？」是出於誠心的一問，或只是禮貌性的問候。一個社群要如何破除這個不真實的表象，用憐憫和關懷來回應別人的生命呢？

失智症的發病時程可能相當緩慢，而且不容易察覺，家人和照顧者可能也不願意讓別人知道。與其他疾病不同的是，阿滋海默病或相關疾病的診斷被蒙上一股莫名的恥辱感。很多人或許需要迫切的幫助，卻不願求助，甚至長期在教會的會友也是。然而，一個信仰團體可以是提供幫助和支持的最佳來源。

＊ ＊ ＊

我的父親一直無法告訴別人他的妻子得了阿滋海默病。有很長一段時間，我覺得他相信，如果不去承認妻子健忘和迷路的情形越來越頻繁，也許她會突然回到原來的老樣子。即使身邊都是老朋友，他就是難以啟齒。

教會是他們正常生活作息的一部分，他們很少錯過禮拜天的聚會。經常去教會的人，尤其是那些與他們在同一個主日學班上上課的三十多年的會友，都知道我父親非常努力維持他可以照顧好我母親的表象。同班的姊妹們決定要親自處理這件事。

禮拜天早上，當父母親到達主日學教室時，一個老朋友便會走到他們身邊。她會用手臂挽著媽媽的腰，讓父親可以暫時離開母親，專心去處理班級財務的事。班上的姊妹們輪流在早上陪伴母親，她們的做法幾乎都相同。在一旁觀看的

我感覺到，我的母親仍然能藉由熟悉的記憶與這些老朋友保持聯繫。

母親生病的過程中，她始終面帶微笑，那是她與人互動所贈予的禮物。當她開始在教室裡走動時，她的朋友會陪她一起走，用手臂牢牢地摟著她。這群人以尊重和愛心對待我的父母親，用幽默來化解困難。他們溫柔的舉動，讓我看到一個社群如何能用基督徒的愛心，來幫助我們所有人安然渡過人生中面臨的轉變。

——多蘿西

＊ ＊ ＊

當今文化將 65 歲以上的人全歸類為「老年人」，也用類似的方式將失智者全歸為一類。雖然失智者之間的差異可能細微、難以察覺，舉例來說，輕度或中度失智者卻與阿滋海默病晚期的患者大不相同。但這些失智者仍能參與會眾聚會，並持續發揮他們的領導才能，使他們自己和他人的生命更加有意義。

失智症的迷思

凱蒂・諾瑞絲（Katie Norris）牧師曾在 2017 年的一次遠距會議上指出，阻礙失智者融入教會生活有三個迷思。

第一個迷思是，失智者不能再擔任領袖的職務。諾瑞絲說，如果能謹慎預備好他們要事奉的環境，實在沒有理由不給他們機會來使用自己的恩賜。[1] 她強調，直接與失智者溝通非常重要，與他們本人討論他們或許能夠承擔的職務，讓他們知道自己仍然被看重，仍然是社群的一份子。

第二個迷思是，誤信失智者會有脫序行為。或許我們應當像接待其他人（例如有小孩的家庭）那樣地歡迎失智者。失智者注意力持續的時間通常比較短，相對於坐著，他們比較喜歡走動。若能在聚會的大堂內，另闢一個可以讓他們走動的空間，這不僅是對他們和他們的照顧者表達歡迎之意，也比較不會使其他參加敬拜的人分心。

＊ ＊ ＊

一位神職人員告訴我，有一位失智者會在崇拜中隨便大聲說話，而且總是喜歡坐在比較前面的座位上。會有一位接待同工隨時都預備好，當他大聲說話時，便輕輕碰觸他的肩膀，順勢坐在他旁邊，然後兩人在接下來的整個聚會過程中就會保持沉默。會眾很鎮靜地面對他突發的舉止，愛他，並沒有因為他突然大聲說話而讓他離開。

——多蘿西

＊ ＊ ＊

第三個迷思是，失智者不會記得參加崇拜或活動（例如咖啡時間）的其他人。一個反對這種迷思的理由就是，有很多**沒有**失智的人也不認得其他會友，尤其是在提供多場聚會的教會中。重點在於社交接觸，而不是能不能叫出每一個人的名字。諾瑞絲說，失智者可能不認得某些人，但他們確實記得他們與這群人有情感方面的關係。²

＊＊＊

我朋友的母親是中度失智者，她搬來與女兒同住後不久，就加入了教會的橋牌小組。就算喪失記憶，她仍是打牌高手，成為小組看重的成員。雖然她再也不能開車，小組中總會有人在激烈比賽過後送她回家。當她的失智情況變得更加明顯時，她的腦裡再也無法記住已打出的牌。即使她打橋牌的實力不如從前，她的存在對整個團隊仍是重要的。他們真誠持續地關注她的動態。

當她的孩子們決定把她從東岸接到她大多數孩子居住的加州時，大家為她辦了一場歡送派對。教會的橋牌小組全都到場歡送她。雖然她叫不出他們的名字，但他們之間的情誼依然存在。他們的朋友關係是建立在點綴著歡笑和故事的沉默之上。儘管失智症改變了他們的關係，卻沒有減損他們之間的友誼。

——多蘿西

＊＊＊

當事人的觀點

在前言中，我們介紹了來自澳大利亞、罹患失智症二十多年的克莉斯汀·布萊登。教會依舊是她生命中的主要支柱。她輕鬆談論自己的信仰，並確信上帝活現在她的信仰中。她堅定地告訴聽眾，她雖然失智，「我仍然是克莉斯汀，蒙上帝所愛，可以反思我過去生活經歷所呈現的故事……。我能持續感受到具體的自我，和上帝的關係至關重要，而不是取決於我的認知能力、靈性體驗，或我談論這些的能力。在充滿混亂思緒的寂靜中，我與上帝連結，帶著一種永恆的感覺，只有一個安全的居所：『在這裡』與上帝同在。」[3]

布萊登告訴我們，她確信她經歷到上帝的愛，即使她不再能夠明確表達那種經歷。「我無法描述我跟上帝的互動，並不表示我就沒有這些經歷，這強調了當事人觀點的重要。」失智並沒有使她與上帝、與教會社群隔絕，儘管具有意義的敘事最常存在於當下，而不是過去和未來。她說：「我相信上帝緊緊抓住全部的我，不論是現在、過去，或是將來。」[4]

布萊登說：「我可以被納入這個信仰社群，和其他人平等地站立在上帝面前，這對我們這些失智者來說是一大

福音。我的價值由上帝的眼光決定，祂看重的是我的心，而不是我能做什麼、說什麼。」她堅定相信，上帝對人的愛不偏不倚，因為人是上帝豐富和多樣性的創造之一。「即使我現在比較無法參與，成為這個敬拜團體生活的一份子，」她補充說：「在上帝的眼中，我仍能見證人的本質，去領受上帝的愛和恩典。」[5]

為失智者發聲的布萊登提醒我們：「我不等同於我的失智症。站在上帝面前與信仰社群肢體相交的，才是真正的我。透過聖子和聖靈，我在天父的恩典中被托住。」[6]

了解我們對失智症的信念

神學家約翰·斯溫頓曾談到，儘管身心障礙者被隔離在護理之家和療養機構裡，我們仍要歡迎他們進到社群和會眾之中。他說，我們應當在教會中反對他們被隔離，不容許「最可怕的事情成為常態。那是我們文化的慣常做法。我認為教會需要的是，有批判意識和超越常態的思考，確實地環顧四周，檢視一下那些我們習以為常的待人之道，是否真實來自於我們的傳統。」[7]

會眾不需要改變他們的身分或行為，來擴展他們所能接觸到的服事對象。斯溫頓提出歡迎失智者的三個重點。首先是，要教導神職人員認識不同類別的身心障礙，

包括失智症。他說：「在大多數情況下，神職人員並沒有接受過訓練，他們來到教區，帶著與社會中其他人相同的假設和期望，認為身心障礙的問題需要解決，而不是問『有〔身心障礙〕或重度失智者成為門徒，這代表什麼意思呢？』」[8]

其次，「你根本不需要特殊的技能。我經常聽到會眾說『我們沒有照顧這些人的技能』之類的話。你究竟需要什麼樣的技能呢？」[9]斯溫頓認為，你需要有的主要技能，就是找時間與某個人相處，與他建立關係。

在我們的文化中，無論是在教會內或教會外，都強調包容，對此斯溫頓覺得「相當正確」，並指向他所觀察到的第三個重點。以包容為出發點是很恰當的，但單單如此還不夠。斯溫頓說，我們太常把人納入社會，卻只讓他們待在那裡。「我們要做的就是，讓教會〔硬體結構方面〕無障礙，擁有正確的治理性架構，確保會眾在聚會結束時能喝杯茶，或做其他任何事情。」[10]然而，包容只不過是一個起點，因為包容與歸屬之間還有一道鴻溝。斯溫頓說：「要有歸屬感，你需要被人想念。這點格外重要。要有人會想念你，希望你在那裡。當你不在那裡時，他們應該去找你。」[11]

所有社群（尤其是宗教社群）的主要目標是——提供

歸屬感。法律界可以制定結構，來保護身心障礙者並改善他們的生活，卻不足以使人彼此照顧。「這似乎是宗教社群能做的主要事情：創造空間，讓各不相同的人，仍可以學習彼此照顧……而且這不僅適用於身心障礙者或失智者。也適用於我們每一個人；我們都需要被人想念。」[12]

布萊登同意凱爾西和斯溫頓的看法，認為關係是人存在不可或缺的一部分。布萊登說：「我不會只因為失去神經元，就失去我身為人的資格，及我與上帝連結的能力。我仍然可以在所有人都依賴上帝的信仰團體中，抒發我的靈性。」[13]

斯溫頓說，他所做的研究，讓他有很多時間與身心障礙者和失智者相處，這幫助他體認到「人就是人，身為人就是要被愛。人不是要有能力，也不是要做或不做某件事情；而是要能夠被愛。」他也說，身心障礙或失智，只不過是人的另一種身分。當你與身心障礙者建立關係後，你會意識到他（她）與你並沒有什麼不同。「你要擺脫『身心障礙者』這個稱謂，單單談論人。」[14]

溝通

與失智者交談和相處，其實跟其他人際關係沒有差別。有些人在跟喪失記憶的人交談時，可能會覺得他們必

須兼顧談話的雙方。他們用自問自答的方式來填補對方的沉默，彷彿喪失記憶也同時剝奪了失智者的語言能力和應對能力。這樣的對話可能需要放慢速度，不過仍可存在。就像在其他關係裡一樣，傾聽往往比說話還要重要。

老年病學家伊萊恩·布羅迪在她的研究專案中，寫到傾聽的重要性：

> 多年前，我們針對老年人日常健康問題，進行了一項研究，詳盡詢問受訪者許多問題，其中一個問題是：「你給醫療人員的主要建議是什麼？」受訪者一再回答：「聽聽老年人真心想說什麼……。不只是聽他們說話，也聽他們哭泣、低語，和沉默。真心傾聽，讓他們知道，他們的擔憂和感受得到認同。」[15]

她的精闢見解不僅適用於失智者，也同樣適用於其他沒有失智的老人。**努力**傾聽，有時候比分享話語更重要。

有證據顯示，即使罹患導致失智的疾病，我們最深層的記憶仍是存在的。我們在第五章提到，老年人有不知不覺回憶起陳年往事的傾向，羅伯特·巴特勒稱為「人生回顧」。[16] 一個合理的假設是，巴特勒觀察到的「回到過去的經歷和未解決的衝突」，也有可能發生在失智者身上。事實上，有些人，尤其是那些初期失智者，可能會發現自己很容易進入人生回顧，因為他們已因日益減少的能力，體

會到個人的脆弱。

以巴特勒的想法為基礎，老年病學家傑姆斯·索羅森認為，鼓勵長者談談他們的人生，大有益處。「單是靜靜地坐著聽他們說話，就是**恩典**。這恩典不是我們求來的，也不是我們配得的，卻白白賜給我們，是它使我們的生命活得有價值。」索羅森寫道：「把我們自己的意思說清楚，並發現我們其實是好人，這就像是罪得赦免一樣；接受我們現在的模樣，是我們要努力的目標，在我看來，它也給予我們生命的意義。」[17] 也許這種傾聽，是我們可以做的最重要的事情，不僅是為老年人，也是為失智者。

對有些人來說，跟失智者交談和傾聽他們說話，可能不自然，但有一些方式，可以讓雙方在談話中達到有效的溝通。凱蒂·諾瑞絲的建議是，主導談話的人不要為了要達到不合理的標準，而感到有壓力。她說，環顧四周，從你們所在的情境中，找一些可以談的話題。找出你記憶中有關當事人的相關話題。拿出手機，給當事人看照片，問他（她）在照片中看到了什麼。此外，諾瑞絲補充說，覺得不自在並沒有關係。[18]

＊＊＊

一位失智的會友非常喜歡上午八點崇拜之後的咖啡時間。長久以來，她一直是聖公會成員，這段咖啡時間的團契

深印在她的記憶中。失智症並沒有影響到她對人的愛心和跟人交談的熱情。喝咖啡聊天是她的「肌肉記憶」；她幾乎可以不加思索就完成這些動作。

她無法做得很好的，就是直接回答那些針對她最近發生的事的問題。她一直設法要回答，但是回答得很籠統，而且有時候沒說到重點。與她親近的人很快就意識到，她需要一些線索來幫助她回想一個事件，或至少不會離題。例如，與其對她最近的加州之旅問開放式的問題，不如將問題變成：「我知道妳去加州旅行的途中住在妳女兒家。她過得好嗎？」即使她不記得那趟旅行，她也可以談談她的女兒。而她的朋友可以耐心地傾聽。

——多蘿西

＊ ＊ ＊

美國的家庭照顧者聯盟（Family Caregiver Alliance）認為，增進溝通技巧可以減少碰面時的壓力，改善關係的品質。他們的《認識失智症行為的照顧者指南》提供了以下的祕訣：

＊ 在互動時要營造正向的情緒，首先要留意態度和肢體語言。以愉悅和尊重的態度說話，可以培養正向的情緒，傳達關愛之情。

* 降低噪音和干擾到最低限度，有助於雙方的談話。眼神交流很重要，可以吸引並維持一個人的注意力。這意味著雙方（不論是坐著，還是站著），必須在同一個「高度」。正如與任何朋友之間的談話一樣，保持前後一致的音量，會更容易讓人理解。

* 慢慢地說話，用簡單的字句傳達訊息，不要增加訊息的複雜度。重複字句和重新措詞，能讓失智者有時間應對問題或陳述。利用長期記憶，使用有關的人名和地名，而不是只使用代名詞，可以使訊息更明確。

* 避免問開放式的問題，或有太多選項的問題，這樣可以減少困惑。是非題通常效果最好。

* 用耳朵、眼睛和心靈去傾聽，能讓失智者「知道他們的顧慮和感受有得到認同」。[19] 耐心極為重要，因為傾聽的人可以悉心發掘話語中蘊含的意義和感受。

* 對短期記憶力差的人來說，將活動和任務分解成一系列的步驟，可以減輕他們的負擔。輕輕觸摸對方的手臂或背部，具有引導的作用，而且不會太突兀。

* 如果對方覺得沮喪或躁動不安，改變話題或換到一個新的地方，可以讓談話繼續進行，並讓對方有機會心情回穩。

* 當失智者提到從未發生過的事情時，用關愛和安慰的態度來回應，比試圖讓他們承認他們記錯更為重要。這些取代現實的記憶，對他們來說是完全真實的。

* 對於短期記憶喪失的人來說，回憶過去可以帶來安慰和肯定。他們在回憶歷史事件時，有時可能會出現令人訝異的準確性和細節。

* 一起歡笑可以鞏固任何關係，只要不是開別人玩笑的幽默。許多失智者依舊保有他們的社交技巧和幽默感。[20]

斯溫頓回顧他擔任牧師的那段歲月：

回想過去，我想，當我和失智者坐在一起時，我就是這樣做的：我用尷尬、笨拙和無言的方式堅持維護他們的身分，向他們表明我關心他們，我用耳朵、眼睛和心靈傾聽……。給予他們擁抱、叫出他們的名字、記得他們並陪伴他們，讓我們可以用某種方式，把當下的神聖時刻，分享給這些，對他們而言時間開始變慢，甚至靜止不動的人。[21]

使失智者融入會眾

要在教會開始一項新的事工絕非易事。要與其他各樣事工爭相尋找義工和訓練義工，或許也很困難。然而，因為老年人口日益增加，它與失智者人數的增加息息相關，為失智者成立一項事工，就變得很重要。或許一個牧靈關懷委員會的小組或司提反事工 [22] 的小組，可以承擔這項事工，並協助與失智者溝通的培訓工作。

「失智友善」（Dementia-Friendly）運動在英國已成為文化結構的一部分，有些教會敞開大門，誠心歡迎失智者及其照顧者。瑪格麗特·古道爾（Margaret Goodall）和蓋諾·哈蒙德（Gaynor Hammond），發表了不少關於教會應如何接納失智者的論述。他們提醒，除了傾聽和肯定之外，與沒有經常參加聚會，或根本不參加聚會的人保持聯繫，非常重要。而且，要指定一個人或一些人擔任「教會之友」，提供類似多蘿西的母親，每週從她主日學班上朋友那裡得到的那種接待。如果可能的話，「教會之友」要接受訓練，學習如何與失智者的家人談論失智症，並充分了解他們可使用的社區資源。

我們在第七章將探討的兩個建議，與敬拜和團契分享有關。現在有很多城市的教會或社區中心在經營記憶咖啡坊，為失智者提供溫馨友善的空間，讓他們與老朋友和新朋友聯誼。[23]

哈蒙德也指出教會一些未必對失智友善的特定做法，還有專為失智者及其家人舉行的定期聚會。她慎重地提醒會眾要記得，這些努力都正在進行。「它將會以自己的存在方式呈現，它會發展，會成長，並持續茁壯……。最難克服的障礙就是第一步：開始。」[24] 哈蒙德指出，改變教會外觀，使教會更具有吸引力和包容性，例如安裝坡道及聽障人士可以使用的音響系統、提供舒適的座椅，甚至在門口友善地歡迎和問候，這些都是很好的起點。

> 成為「失智友善教會」就是要尋找方法，讓失智者和親友有被接納的感受，成為會眾中備受尊重的成員……。我要確保失智者和他們的照顧者在生病的所有階段都得到關懷……在靈性和牧靈方面都得到支持和牧養，好讓他們在每一方面，都享受成為敬拜社群一份子的喜悅。[25]

靈性自傳和記憶盒

回顧靈性生活，對所有年齡層的人來說，都可以是非常充實的經歷。瑪麗‧克拉克‧莫謝拉 (Mary Clark Moschella) 建議成立靈性自傳小組，提供牧靈事工，使老年人、他們的家人和會眾的生活豐富充實。莫謝拉寫道：「撰寫靈性自傳的過程，經常是一項賦予生命活力的活動……尤其對老年人來說，在信仰社群中告訴他人，或分享這樣

的故事，對身心特別有益。」[26]

　　莫謝拉寫道，說自己的人生故事是一個「勇敢和大膽的嘗試。它牽涉到講述自己的情況，就像上帝『創造世界時說有就有、命立就立』那樣」。[27] 她嚴正提醒，對許多老年人（尤其是女性長者）的存在習慣視而不見，增加了這項任務的困難度。

> 當老年人開始講述或撰寫自己的故事時，一股力量或清晰的思路可能油然而生。創作自己的故事本身就是一種自由的操練，有可能賦予作者能力與活力……。如果傾聽者能以體貼和尊重的態度，來接納或傾聽當事人所分享的故事，他們的思路清晰和幸福的感受可能會因而增強。被他人了解和認識的幸福感會使他們得到安慰。[28]

　　莫謝拉接著說，會眾經常輕忽老年人的智慧，未善加採用。「雖然神職人員和一般照顧者，體認到有照顧老年人的職責，但要與老年人一同事奉的想法，並沒有完全被接受和實現出來。」[29] 她相信，用跨世代說故事的方式，可以為各個年齡層的人開闢出靈命成長的資源。

　　幾年前，在一間主張普世合一的教會中，有一群婦女計畫舉辦一場有關老化的靈性春季退修會，特別處理對於老化所帶來的改變和失去的恐懼。退修會籌備委員會有一

名成員，剛被診斷罹患阿滋海默病，這使得她們更加擔憂老化的問題。她們請多蘿西主領這場退修會。

＊ ＊ ＊

最近讀到莫謝拉和其他人描述靈性自傳帶來的力量，我打算用它作為退修會的架構。不過，我從以前和現在的神學院學生那裡得知，他們鼓勵老年人使用靈性自傳來講述個人故事的嘗試，並沒有成功，即使在成立多年的小組中也是如此。雖然人們在小組中可以很自然地分享自己的陳年往事，但若要說到這些經歷的靈性層面，他們不免心生畏懼。

大約在同一時間，我開始讀到有關記憶盒蘊含的力量，真實的盒子裡裝滿了失智者記憶的線索，包括他們寫的故事和詩、照片、音樂、剪貼簿，和其他紀念性物品。受到這些記憶盒在各式各樣的人身上發揮作用的影響，我重新調整，仍然維持靈性自傳的想法，不過設計了著重於記憶盒的活動。參加者帶來裝有照片、音樂和故事的盒子，供我們在退修會使用。聚會的重點是他們盒子裡裝的東西，可以定義他們的身分，並引導他們分享自己的故事。每次我們聚會時會看聖經、統計數據和理論，幫助我們更清楚認識老化、靈性的意義，和上帝的同在，如何成為我們旅程的一部分。在這樣的背景下，組員在不知不覺回憶過往的同時，也在探索他們對老化的想法和恐懼。

——多蘿西

＊　＊　＊

　　儘管小組組員的盒子裡主要放的是照片、音樂和故事，但有些人也額外放了其他紀念性物品。例如，有人帶了一把舊溜冰鞋的鑰匙，那是將硬底鞋拴緊在溜冰鞋上的必備工具。它讓小組的人不禁回想起溜冰的樂趣，還有穿著溜冰鞋探索鄰近社區邊界的自由。其他人則分享由照片導引出的故事，通常伴隨著陣陣的歡笑聲、溫柔的微笑，甚至眼淚。小組的人被溫馨地提醒，原來記憶是他們生命的一部分，是他們人生旅程中的同伴。

＊　＊　＊

　　當我知道記憶盒時，對我父母親來說已經太遲了。但我從他們兩人（尤其是我父親）身上學到，回憶可以帶來歡樂或瞬間的滿足，造福我們所有人。當我意識到我必須把父親搬到離我家較近的住處時，我開始在他住了五十多年的房子裡尋找紀念性的物品。要他離開一向熟悉的環境令我感到憂心，我很希望找到能帶給他安慰的東西。父親出生在奧克拉荷馬州，除了在二次大戰期間曾被分派到外地當兵，他一生都沒有離開過那裡。我丈夫過去常說，如果你刺破爸爸的手指，他會流出奧克拉荷馬州的血。

　　我小心翼翼地打包那些表彰父親過去擔任會計協會主

席，和教堂名譽執事的匾額和證書。我把他用了三十多年、記憶中從未空過的餅乾罐連同蓋子都搬了過來。我將他剪輯有關二次大戰經歷的剪貼簿隨身帶上飛機，深怕搬家公司或郵寄過程中會將它弄丟。我找到父母親結婚五十多年，及他們當年在奧克拉荷馬州南部一個空軍基地戀愛時期的照片和小紀念品。我也不加思索地帶了一張父親在沃科米斯小學時的全班合照，以及他小時候抓臭鼬鼠賺取額外零用錢所用的一個陷阱。我用從他老家帶來的物品佈置他在安養機構的公寓。我將匾額和證書掛好，在顯眼之處擺放他和母親的照片，在餅乾罐裡裝滿他最喜歡的餅乾，展示他的二次大戰剪貼簿，並在一個小冰箱裡放滿我知道他會喜歡吃的東西。

沒多久，我便意識到，這些過去的匾額和證書根本已不在他的記憶中了。他對母親的記憶融入我持續的存在中，妻子/女兒在他的腦海中似乎成了同一個人。餅乾（還有冰箱裡的東西）原封不動，他視而不見，完全沒有把它們放在心上。引發我們之間對話的紀念品，是他的二次大戰剪貼簿、沒有裱上相框且已輕微破損的全班合照，還有那個捕臭鼬鼠的陷阱，以及在我不可靠的記憶中，他曾對我說過在農場長大的故事。他可以告訴我照片中全班二十五個同學每一個人的名字。他也記得戰爭期間，他駐紮在非洲附近荒島上的聖誕大餐。而且只要我開始講起有關他表兄弟的童年往事，他就會接著說完整個故事。

我常常在想，在他失智的情況變得明顯之前，他會在記憶盒裡放什麼東西呢？也許他會像我一樣，只專注在他人生的下半場。不過，就在我不斷添加東西在我自己的記憶盒裡時，我們共有的經歷卻帶我回到我最早的記憶。

——多蘿西

＊ ＊ ＊

　　腦部疾病未必會破壞人的智慧和經驗，因此，失智者能夠參與回顧記憶和說故事的活動，也就是莫謝拉所謂的「可以促進不同世代成員之間的交流和人際關係」的活動。[30] 就算故事出自於另一個替代的現實，不一定是以當下的現實為基礎，這些故事仍然可以反映出他們從人生和隨之而來的反思中，所獲取的經驗和智慧。

　　記憶盒的力量不只限於失智者或老年人。雖然記憶有時可能會造成傷害，但它們也有力量醫治不同年齡層的人。持續整理不同時期的記憶盒內容，能幫助人記住自己的故事，並為靈性成長劃下標記。

＊ ＊ ＊

　　當哈維颶風襲擊休斯頓時，羅傑認為他們全家應該可以在家中安然渡過風暴。他和妻子可麗斯汀，以及正值青春期

的女兒萊莉，最近才剛從南卡羅來納州的老家搬來這裡。就在傾盆大雨不斷襲擊之際，他們意識到需要移到地勢較高的地方。於是他們抓了幾樣物品，包括他們的寵物史考特，開車前往新認識的朋友家——那是他們周遭一片混亂中的避風港。羅傑在臉書上描述了那天晚上的情景：

「爸爸，你看我打包了什麼！」我們這個幾乎快變成大人的女兒萊莉站在大門口，手裡拿著一個大約鞋盒大小、有蓋子的盒子。「這是我的記憶盒。我很久以前就開始放東西在裡面……。我一直放東西進去。我不想把它留在這裡。你想跟我一起看這個記憶盒嗎？」她看起來既像我記憶中她 3 歲小孩的模樣，又像我迫不及待經常想要在一起的 27 歲成人。

於是我們一起看了……就在別人家的地板上，當時這個家成了我們安穩的避風港。萊莉的記憶盒裡有照片、明信片、英國著名女歌手愛黛爾的音樂會門票、信件等等。她對我一一敘述每樣物品的故事。剎那間，我們回到過去，遠離了當時的大雨和擔憂。我真以可麗斯汀和萊莉為榮。我們的史考特也很棒。我們是一家人，我們會平安無事的。我知道我將有幾樣東西可以加到我的「記憶盒」裡。

——羅傑・哈奇森[31]

* * *

分享故事可以使生活變得豐富。無論是在家庭或在教會，比較正式的靈性自傳小組，是在所有年齡層或只有老年人（包括失智者）的小組說故事。莫謝拉建議，故事要在崇拜或其他會眾的聚會中大聲說出，或者記錄在家庭或教會的檔案中。她說，分享故事可以帶出豐富的神學對話，從這樣的對話中，我們可以反思自己的價值觀和信仰。莫謝拉寫道：

> 傾聽老年人的人生故事，確實是一種愛的表現，可以使各個年齡層的會眾，生命更加豐富。透過傾聽，我們可以認識長輩生命中未被發掘，或甚至未被提到的靈性層面……。觸及價值觀、超越、盼望或絕望的議題，都能讓講者和聽者帶出最重要的故事。在信仰社群中，這樣的故事非常值得講述、傾聽，和記念。[32]

回到原點

本章再次帶我們回到前面所說的概念：無論人生境遇如何，上帝的恩典和愛遍及所有人。我們重新發現，唯有在我們與他人的關係中，我們才能**體驗**那樣的愛。我們可能需要學習一些新的技巧，來幫助我們與失智者溝通。我們可能需要更專心傾聽老年人所說的話，「不只是聽他們說話，也聽他們哭泣、低語，和沉默。真心傾聽，讓他們知道他們的擔憂和感受得到認同。」[33] 我們可能需要藉由記憶

盒裡那些紀念性物品的提示，來問正確的問題，以喚起他們過往的記憶。正是在這些重現過去風貌的救贖行動中，我們發現，自己也得到了救贖。

反思問題

* 凱蒂·諾瑞絲提出的三個迷思,是否為你指點迷津?你如何向教會會眾闡述這些迷思?

* 約翰·斯溫頓說:「要有歸屬感,你需要被人想念。」你同意他的話嗎?如果成員「失聯」了,你的信仰社群該如何回應?

* 有時候,我們是否因為失智者缺乏認知技能而忽視他們?失智二十年的克莉斯汀·布萊登如何對她的自我意識作出回應?

* 在傾聽失智者說話,以及和他們交談時,哪些技巧對你非常有幫助?

* 有哪一樣紀念性物品、照片或音樂,能有效地幫助你回憶過去?你有興趣創作一個你自己的記憶盒嗎?

* 你的教會要如何讓說故事自然融入會眾的聚會中?

注釋

1. Katie Norris, "Creating Dementia Friendly Congregations," teleconference, May 30, 2017, accessed December 3, 2017, https://www.revkatienorris. com/ workshops.

2. Ibid.

3. Christine Bryden and Elizabeth MacKinlay, "Dementia—a Spiritual Journey Towards the Divine: A Personal View of Dementia," in *Mental Health and Spirituality in Later Life*, ed. Elizabeth MacKinlay (New York: Haworth Pastoral Press, 2002), 11.

4. Ibid., 10.

5. Christine Bryden, "A Continuing Sense of Self Within the Lived Experience of Dementia," presentation at the Seventh International Conference on Ageing and Spirituality, June 4-7, 2017, Chicago, Illinois, accessed June 16, 2017, www.7thinternationalconference.org.

6. Ibid.

7. Chelsea Temple Jones, "Interview with John Swinton," *UC Observer,* February 2013, accessed November 28, 2017, http://www.ucobserver.org/ interviews /2013/02/john_swinton/.

8. Ibid.

9. Ibid.

10. Ibid.

11. Ibid.

12. Ibid.

13. Bryden, "A Continuing Sense of Self."

14. Jones, "Interview with John Swinton."

15. Elaine M. Brody, *Mental and Physical Health Practices of Older People* (New York: Springer Publishing, 1985), quoted in Elaine M. Brody, "On Being Very, Very Old: An Insider's Perspective," *The Gerontologist* 50, no. 1 (2010): accessed December 4, 2017, https://doi.org/10.1093/geront/gnp143.

16. Robert N. Butler, "The Life Review: An Interpretation of Reminiscence in the Aged," *Psychiatry* 26 (1963): 65-76, published online November 7, 2016, accessed December 1, 2017, https://doi.org/10.1080/00332747.1963.11023339.

17. James Thorson, ed., *Perspectives on Spiritual Well-Being and Aging* (Springfield, IL: Charles C. Thomas Publisher, LTD, 2000), xvi.

18. Norris, "Creating Dementia Friendly Congregations."

19. Brody, *Mental and Physical Health Practices*, 9.

20. "Caregiver's Guide to Understanding Dementia Behaviors," Family Caregiver Alliance, National Center on Caregiving, accessed November 17, 2017, https://www.caregiver.org/caregivers-guide-understanding-dementia-behaviors.

21. John Swinton, *Dementia: Living in the Memories of God* (Grand Rapids, MI: William B. Eerdmans Publishing Company, 2012), 242.

22. https://www.stephenministries.org/

23. Margaret Goodall and Gaynor Hammond, *Growing Dementia-Friendly Churches: A Practical Guide* (Great Britain: Methodist Homes Association and Christians on Aging [CCOA], 2013): 15-18, accessed December 4, 2017, http://www.mha.org.uk/files/3814/0931/8295/Growing_Dementia_Friendly _Churches.pdf.

24. Gaynor Hammond, *Growing Dementia-Friendly Churches* (Great Britain: Methodist Homes Association and Christians on Aging [CCOA], 2015), 6.

25. Ibid.

26. Mary Clark Moschella, "Spiritual Autobiography and Older Adults," *Journal of Pastoral Psychology* 60 (2011): 95-96.

27. Ibid., 96.

28. Ibid.

29. Ibid., 97.

30. Ibid.

31. Roger Hutchison, August 2017, 經許可使用。

32. Moschella, "Spiritual Autobiography," 98.

33. Brody, *Mental and Physical Health Practices*, 9.

第七章　服事失智者

隨著阿滋海默病等腦部疾病的進展，失智者的反應各有不同。有些人偏愛來自於家庭、朋友和信仰社群的重複以及規律的熟悉傳統。有些人則因注意力持續的時間較短、喪失語言技能，和其他因疾病引起的併發症，而更喜歡因應他們需求所創建的新環境，例如特別的崇拜聚會，以及記憶咖啡坊。很多人可能這兩類活動都歡迎，他們可能會在週日早上與照顧者固定參加崇拜，然後在週間造訪記憶咖啡坊。

無論是為失智者安排每週一次的社交聚會，或每月一次的崇拜聚會，還是與招待同工按照他們身體上的需要提供定期的服事，讓他們可以順利到場參與聚會，失智者的願望和意見，都是很重要的指標。在**為**團體策劃活動或聚會時，我們很容易放入自己偏愛的想法。當我們願意與該團體的人一起策劃時，我們比較有可能考慮到，符合我們服事對象需求的各樣不同想法。

本章我們要來看失智者可以在教會、特殊照護設施，或家裡各種不同的崇拜方式。我們所要描述的有，記憶咖啡坊、在美國各地紛紛湧現的社交聚會場所，以及專為那些生病、虛弱或失智者安排的牧靈關懷事工。服事他人能持續為人的生命注入意義和目的，即使服事者有失智症之類的身心障礙。本章最後討論倡議增加研究提案、失智者適當護理，以及持續支持照顧者的重要性。

崇拜

社群崇拜是許多宗教信仰的核心焦點。伴隨著對當下的領悟，和對過去的省思，儀式的節奏吸引我們進入崇拜。重複的禱告、經文、音樂和信條，帶出一種熟悉感，這種感覺是歲月和失智症無法消滅的。讓失智者參與固定的崇拜，一向是很合宜的做法。我們在第六章提到，基督教社群對患有失智症二十多年的克莉斯汀‧布萊登來說非常重要。她說：

> 我已省思到我的信仰社群所扮演的角色，要讓失智者融入社群崇拜，而不是把他們當作特殊個體，這點非常重要。我的建議是，我們需要將教會視為「我們與上帝」的相交，在這樣的相交中，我們在上帝面前，以社群的身分全然投入崇拜。我是基督的肢體，就算我的記憶力衰退，我仍舊可以參與禮拜的每一個部分；儘管我的理解力變差，我仍舊可以參與所有的崇拜。[1]

她說，聖餐的儀式不斷讓她經歷到片刻奇妙的感受。「這樣的經歷，在我與時間觀念和記憶喪失奮戰的過程中，非常重要。這是在崇拜中，特別能引起我共鳴的神聖時刻。」[2]

定期聚會的崇拜

教會要針對失智症的不同階段，安排少受干擾、適合

失智者參與的崇拜聚會。招待同工可以安排合適的座位，並在領受聖餐時提供協助。可以讓受過訓練的招待同工坐在失智者的旁邊或附近，或者隨時準備好，在他們分心並開始走動時陪伴他們。我們要記得，重要的是，如何在如此神聖的時刻和地點，引起老年人的共鳴，不論他們有沒有失智症。以下是安妮·卡羅利（Anne Karoly）回憶起她87歲的失智母親每週參加崇拜聚會的反應。

* * *

聚會儀式是如此深印在她的腦海裡，就算其他記憶都漸漸消退了，她仍然可以背誦啟應文。她專心聽講道，即使記不住任何字句。她不斷纏著我，直到我把我們的支票放入奉獻盤。領聖餐時，她一邊享用餅和杯，一邊感恩。主日崇拜仍然是她生活的中心。這是她從還在襁褓中就一直參加的活動。即使是現在，她的記憶不知不覺陷入失智所導致的迷惘中，她仍然牢牢抓住她聖公會信徒的身分認同。[3]

——安妮·卡羅利

* * *

特別設計的崇拜聚會

在失智症晚期，有些失智者會面臨定期崇拜聚會不太

適合他們。可能是他們在晚年才成為信徒，腦裡已找不到可以與他人產生共鳴的字句，也無法存取新訊息。有些人則可能住在護理之家或療養院，那裡的崇拜是不定期的，聚會形式也可能是他們不熟悉的。

會眾可以與當地的其他信仰社群攜手合作，為失智者及其照顧者提供特別設計的崇拜。特別聚會也可以成為退休社群和護理之家定期聚會的一部分。曾參與其他特殊需要事工的人，已為如何規劃和籌備崇拜開發出很好的資源。例如，《恩典的節奏》（*Rhythms of Grace*）一書，特別為注意力持續時間短的兒童崇拜的籌劃提供了有用的祕訣。[4] 如果想要將類似的資源應用在老人身上，必須考量到成人不同的生活經歷。成功的崇拜會融入年長者的經驗，以及他們對傳統、崇拜儀式和音樂的記憶。

布萊登非常贊同南西‧墨菲的看法，她提醒我們，可以效法古代希伯來人在社群中呈現個人的身分。她說：「蒙上帝悅納的敬拜，是發自群體生活的生命。」她補充說明，我們敬拜的一部分，如主禱文和尼西亞信經，都是集體的宣告，承認「我們在與上帝和他人的關係中，有持續體現自我的感受」。[5]

專事崇拜儀式的傑姆斯‧法威歐（James W. Farwell），對這點必然會表示贊同。他曾說過，基礎人類學崇拜儀式的整體性，就是會眾，而不是個人。崇拜儀式包括我們全

人全方位的參與，其中包含認知，但不僅止於認知。「會眾乃是因上帝的緣故而聚集，因為祂最早紀念我們。我們的紀念是對上帝的主動表示同意，並參與其中。我們以儀式的聚會形式表示同意。」法威歐進一步說：「在會眾中，總會出現各式各樣不同的能力、意圖，以及參與程度。失智者並不見得會比聚會群體的個別成員表現得差。」[6] 雖然崇拜儀式有一部分是以語言為基礎，但它最終是超乎語言的，這是失智者可以幫助我們明白的事實。

匯集這些資源，以及退休社群和護理之家牧師們的智慧，還有我們自己的經驗，我們製作了一份為失智者、其家人和照顧者設立分開崇拜的建議清單：

＊ 邀請一群人為失智者設立並指導定期的崇拜體驗。委員會成員或許可以包括失智者、他們的照顧者、社工人員、神職人員，和負責崇拜的同工會代表等。將失智者包括在委員會中，將使委員會事工更合情合理，能幫助委員會確認可能被忽視的問題。

＊ 安排每週、每月或每季在固定時間和地點崇拜，確保聚會穩定。安排退休社群聚會的次數，可能要比教會聚會的次數更頻繁，不過，到教會聚會，對有些人來說可能很重要。任何地方都可以成為神聖的空間，但崇拜的地方要固定，並像其他指定作為崇拜的場所一樣受到尊重。考量到許多參加聚會者的

年齡，座位應該要舒適。要預備有扶手的椅子，使人在坐下或站立時可以得到支撐。走道或可以走動的區域要保持通暢，這樣就算他們四處走動，仍有分於崇拜。

* 接待應該是最重要的考量。參加崇拜的人理當受到尊重，即使他們無法用言語分享他們與上帝的經歷。我們要知道，這些經歷是真實的。如果我們願意傾聽，並花時間與他們相處，必然可以從他們身上學習到功課。

* 音樂非常重要，不論什麼年齡和處境，音樂都可以進入人心靈最深處。如果給參加崇拜者機會，他們通常可以說出或唱出他們最喜歡的詩歌、靈歌或讚美音樂。而觀察，是了解特定群體喜好什麼音樂類型的最佳方式。

* 崇拜儀式應簡短，切合會眾的需要。以聖公會的聖餐禮為例，專事崇拜儀式的傑姆斯・法威歐建議使用《公禱書》（*The Book of Common Prayer*）[7]中的〈聖餐崇拜禮文〉（Order for Celebrating the Holy Eucharist，見下頁方框）。他相信，包含基本構成要素的崇拜儀式能為所有人（無論他們是否罹患失智症），提供適切的崇拜經驗。他沒有規定在任何程序中使用特定的語言，不過他建議盡可能選擇崇拜

聖公會聖餐崇拜儀式的構成要素[8]

- 奉上帝的名聚集
- 聆聽並回應上帝的話語
- 為世界和教會禱告
- 行平安禮
- 預備聖餐桌
- 感恩

  ### 感恩聖禮的程序

  —大祝謝文（序禱啟應）：彼此問安

  —序文：感謝創造主上帝

  —三聖頌／三一頌：宣揚上帝的聖潔

  —救恩歷史：為救恩讚美上帝

  —聖餐禮文：紀念最後的晚餐

  —追念／奉獻：與復活之主同在，獻上恩賜與自己

  —歡呼：同來讚美上帝

  —祈求聖靈降臨：祈求聖靈祝福並轉化聚會

  —榮耀頌／阿們：頌讚三一神，會眾說「阿們」

- 擘餅
- 領受聖餐
- 差遣

者熟悉的字句。例如，在復活節期間的聖餐聚會開始時，主禮人說：「哈利路亞。基督復活了。」會眾回應：「主真的復活了。哈利路亞。」即使參加者已無法閱讀啟應文，這些回應通常會觸動人最深層的記憶，使他們感受到成為群體一部分帶來的深刻滿足。法威歐還說，使用簡短的字句和簡單的語言，是完全可以接受的。[9]

在家崇拜

第三種崇拜方式是在家裡。在家崇拜讓老年人「經歷會眾崇拜的屬靈操練，達到期望的結果，就是使他們每天都能在上帝信實的同在中找到盼望」。[10] 美國亞特蘭大浸信會教會，為很難固定參加教會崇拜的人提供「在家教會」（Church at Home）的聚會。這樣的聚會稍加修正，就很適合失智者。

> 在家崇拜中，教會可以找三到五個人，稱為鼓勵者，聚集在一個獨居長者家裡，一起享受會眾崇拜……。每一次家庭崇拜，都包括讚美詩歌、禱告、讀經、講道和守聖餐。請一位有自信的領詩者，帶領大家唱讚美詩歌，可以清唱，或有小提琴伴奏。雖然人數少，唱起詩歌來可能不如大型會眾那樣鏗鏘有力，但讚美詩歌熟悉的旋律和歌詞，仍具有其屬靈的大能。[11]

所有參加聚會的人，包括鼓勵者和長者，都會從彼此建立的關係中受益。莎萊‧羅伯（Sara Robb）和貴格‧史密斯（Greg Smith）寫道：「只要教會社群中有年長的成員，或年長的鄰居，就有需要成立一個事工服事這些人，讓他們在生活中經歷基督的同在。」[12]

奧黛麗‧斯坎蘭（Audrey Scanlan）回顧過去在她教區社群中成立的自閉症兒童事工，她體會到，大家透過崇拜經驗已成為一個社群。「我們得知彼此的特別敏感之處、喜好、容忍度，也懂得如何尊重它們。」她還說，一開始，每次聚會結束時，他們會擔心每個參加者有多少「收穫」，並想知道他們所做的是否「有果效」。後來，他們不再問這些問題了。

> 我們學會相信，聖靈在我們裡面動工，並透過我們做工，久而久之，我們明白，不單是新會友的生命被改變了，在聖靈說不出的嘆息中，我們自己也被改變了（羅馬書 8:26）。[13]

由失智者規劃的失智者崇拜，也可以產生相同的結果，特別是當帶領團隊不再擔心他們的信息是否「達到果效」，並開始參與上帝在每個人身上的工作時。

記憶咖啡坊

失智者所面臨的挑戰之一就是孤立。他們可能為了安全起見，避開任何風險，也可能害怕因迷路或犯錯而造成困窘和尷尬。初期失智者經常會找藉口婉拒社交活動的邀請，即使這些邀請是來自延伸家庭和教會會眾的親密社交圈。朋友和延伸家庭因而退卻，這造成了當事人生活中真正的損失。他們不但因失去家人和朋友而感到悲傷，致使幸福感大大降低，而且越來越害怕這些疏遠他們的朋友，這更讓失智症蒙上了污名。

荷蘭心理學家比爾·米森（Bére M. L. Miesen）於 1997 年推出記憶咖啡坊（Memory Cafés），這是因應失智者及其照顧者的需要，而開設的社交場所，廣受其他有類似處境者的歡迎和支持。米森說：「如果你參加阿滋海默病咖啡坊的聚會，你就承認你與這個疾病有關……。這對絕大多數的人來說是很重要的一步，而且是人有能力存活和對抗這疾病的關鍵……。我個人認為，這是一種擺脫恐懼的儀式。我們都知道，如果悲劇是能與朋友分享的，它就不會過於深刻和刺痛。」[14]

這個咖啡坊主要是一個非正式的聚集，為被隔離在居家護理或臨床護理的人，提供一個片刻休閒的地方，而且絕對保密。來訪的常客，多半是不同階段的失智者及隨行的照顧者（可能是配偶、孩子、孫子、朋友，或專業看護）。

在歐洲，記憶咖啡坊是有組織的，會分發有關導致失智症的疾病、照護理念和資源的資訊。在美國，記憶咖啡坊則比較隨性，更像是氣氛輕鬆的咖啡廳，來訪的人可以將失智症暫擱一旁，獲得短暫的喘息機會。

在教堂、餐廳、社區中心、圖書館和博物館的記憶咖啡坊，一般會提供輕食和飲料，有時也提供活動和娛樂。通常每個月開放一次，但如果所在地有幾家這類的咖啡坊，就可以不只去一家。記憶咖啡坊並不是一個支持團體，而是有一群義工吸引訪客，傾聽並鼓勵他們與人進行有意義的社交互動。主責規劃者通常是在失智症領域有經驗的人，而且義工們都接受過基本訓練。

* * *

帶我母親外出吃飯是很愉快的事，但後來隨著病情惡化而變得越來越具有挑戰性。我帶她出去吃飯時，我們很享受餐點，但她經常會把桌子弄得很凌亂。後來我開始選擇下午三點左右帶母親去餐廳。那時候餐廳的人比較少，我們不會打擾別人或面對他人異樣的目光。為了避免這種尷尬，記憶咖啡坊可能是更好的選擇，而且提供陪伴和支持的福利。我多麼希望我們的社區在我母親還可以行動時就設有記憶咖啡坊！我一定會大大感謝其他與我有相同狀況者的陪伴，而且我覺得，如果我母親知道她並不是唯一在記憶方面有問題的

人，她一定會非常欣慰。

——珍妮絲

＊　＊　＊

據去過記憶咖啡坊的人說，記憶咖啡坊能讓他們感到更有盼望，減少因失智症造成的孤立感和孤單感。社交參與的價值就在於能提高生活品質。在記憶咖啡坊，失智者可以認識其他有相似顧慮的人，和他們做朋友，並重新過正常生活。他們可以談論最喜愛的電影、食物、嗜好和分享笑話。莎莉・奎恩（Sally Quinn）描述了固定會面的失智者之間的一段對話：

> 有位男士靜靜坐著，完全不參與。同組有其他新加入的人，他們看起來很正常，直到大約一小時後，他們便開始重複自己所說過的話。每隔一段時間，其中一人會在話才說到一半時停下來，說：「我不記得〔任何事情〕了！」其他人理解他在說什麼，就大笑起來。[15]

照顧者可以與其他在類似情境下的人建立關係，獲得同為照顧者的支持和友誼。很多人學會用不同角度去看待自己從事的照顧工作，經歷工作上的更新，有時也經歷靈性上的更新。

＊ ＊ ＊

　　西伯利醫院的記憶俱樂部（Club Memory）是華盛頓特
區歷史最悠久的咖啡坊之一，它的經營模式正逐漸擴展到整
個城市。有一次我有機會去參觀，一到那裡便有幾個人向我
打招呼，我不確定誰是失智者，誰是照顧者，誰又是義工。
四張桌子擺設了不同的活動——唱歌、畫畫、玩牌，還有一
張桌子上放了一個叫做「墨西哥火車」（Mexican Train）的
遊戲。我加入最後那張桌子，有幾個人教我如何玩那個遊戲，
後來我得知他們是失智者。我想是他們讓我贏得第一場比
賽，因為他們提供不少幫助。我可以感受到參加者之間的溫
暖、歡迎和友情。從房間裡的笑聲來看，這群人顯然玩得很
開心，而且他們已經在談論並期待到下一家咖啡坊了。

——珍妮絲

＊ ＊ ＊

　　隨著失智者的記憶力日益衰退，以及完成日常事務的
挑戰度增加，社交互動可以減少壓力、行為問題，和對藥
物的一些需求。固定外出或許也能延長失智者可以待在家
裡的時間。

　　簡單的社交活動，可以使每個參與其中的人都受益。
有失智症症狀但尚未經過正式診斷的人，可以從觀察那些

已被診斷為失智者的應對技巧，尋求他們所需要的醫療照護。照顧者也可以觀察受過訓練的義工，如何與失智者互動，從中學習新的技能，以勝任需求不斷的照顧工作。社交網絡可能會比在記憶咖啡坊的每月聚會有更深入的果效，因為參加者會彼此成為朋友，並且交換聯絡資訊。如果咖啡坊能接洽地方上的企業和其他組織，獲得企業贊助或建立促銷合作的夥伴關係，這將會進一步教育當地的社群，需要正視失智症。

教會設立記憶咖啡坊完全符合互相接待的使命，會友可以透過關心他人，活出他們的信仰。大多數人都相信教會是很安全的地方。教會開設的記憶咖啡坊可以舉辦崇拜、查經和唱詩等活動，提供必要的新資源給可能患有失智症的會友、他們的家人和照顧者。附近的鄰居也可以參加，擴展教會的事工，包括學生在內的義工也可以成為失智者的支持者。不論富有或貧窮、黑人或棕色人種或白人、異性戀或同性戀者、不同信仰、國籍和文化，失智症影響每一個人。包容性正是記憶咖啡坊運動的價值。開設記憶咖啡坊的指南到處都可取得，並附有配合目標、預算和範疇的一系列活動。[16]

牧靈關懷義工

1994 年成立於美國的國際希望社區（Community of

Hope International, COH），是一個旨在培訓和支持牧靈關懷義工的組織。此組織可以在不同場合裝備平信徒，從退休社群到護理之家和醫院，從監獄和流浪漢事工到教會和居家探訪，都能提供牧靈關懷。牧靈關懷的定義是「以傾聽、憐憫、不控制的方式『出現』在個人或團體中，目的是有意識或無意識地代表他們，並力求回應他們靈性的需要。」[17]

海倫‧艾波伯格（Helen Appelberg）在美國德州開始這個計畫，如今擴展到全美、英屬哥倫比亞、加拿大、墨西哥和馬拉威超過 125 所中心。計畫的重點在於訓練，包含 14 單元理論與實用主題，主題從聖本篤會的靈修原則（the tenets of Benedictine spirituality）到進行牧靈關懷探訪的實用技巧。訓練可在國際希望社區中心和線上進行。

這個計畫的獨特之處在於，它看重本篤會的靈修，強調耶穌的呼召，是要關顧病人和每個參加者的靈命成長，「因為那些靈命最健康的人最能幫助其他有需要的人」。[18]這個計畫的義工們一起敬拜，參加進修課程和同儕督導，報告和回顧探訪資訊，並透過定期聯絡，來加深他們與社群的關係。

晨曦事工（Morningside Ministries）是希望社區位於德州聖安東尼奧地區的一個大型老年生活社區。它的訓練同工馬利亞‧韋利施（Maria Wellisch）談到希望社區如何破

除居民之間的障礙。她說，花時間相處，幫助了那些住在獨立生活住宅的人，不會過度提防住在輔助生活機構的人，透過他們的事工，這兩個群體都與熟練護理或記憶照護中心的人，建立起新的友誼。[19]

韋利施在投入希望社區之前，看過其他牧靈關懷的事工，如司提反事工。司提反事工強調一對一的關係，比較不適合她社區的居民，因為這些居民經常身體虛弱且需接受安寧療護。在希望社區，探訪者每週通常會探望幾個人，因此想要掌握被探訪者的變化，並不會太困難。

韋利施回想起，最近有位義工向希望社區小組分享她罹患了阿滋海默病。整個小組隨即聚集環繞在她身邊，商量要用什麼方式使她仍能以探訪者和小組成員的身分，充分參與小組。那時，她仍然可以在固定的崇拜中朗讀經文，但是帶領即興禱告卻令她感到不安。當小組持續評估她的強項和弱項時，他們才知道小組的其他成員，也都需要受到同樣的關注。小組另一位義工的視力正在迅速惡化，但她仍能傾聽、反思他人的故事和言論。小組還有一個人，因為雙腿無力而需要以輪椅代步。小組的人開始意識到，幾乎每個人或多或少都有某方面的障礙，不過大家仍可以一起繼續這項牧靈事工，因為它已經成為他們生活的一部分了。[20]

這個小組的回應，反映努西亞的聖本篤（Benedict of

Nursia）所表達的關切，他在第六世紀時為修士寫了「生活規條」（rule of life），鼓勵他們在社區中一起尋求上帝。至今，世界各地的修道院以及平信徒社區仍信守他的規條，希望社區就是其中之一。希望社區成立的宗旨，是要「建立禱告社群，在愛中彼此激勵，並在我們每天接觸的人當中成為不論斷人的傾聽者」。[21] 希望社區的創辦人將謙卑和接待融入計畫的設計之中。

> 接待的理念，就是要在彼此身上見到基督的面容，這提醒我們，我們都一起在跳這場名為「生命」之舞，最終領受呼召要活在三位一體的神裡面。這是我們的目的地，我們應當竭盡所能將它銘記在心，朝著這個目的地前進。[22]

失智者從希望社區或類似牧靈關懷社區和教會中，獲益良多。初次牧靈關懷的探訪者，經常會對要進入記憶病房探望失智者感到惶恐，但他們卻發現到，他們能夠在另一個人的面容中看見基督，即使這「另一人」罹患失智症。

服事失智者的使命

老化通常讓人聯想到退休、活動減少，以及健康問題增加。但我們都聽過八、九十歲長者的奇聞軼事，有的仍在推動一些計畫，有的還在鏟雪，還有一個已經九十多歲

仍然在教堂禮品店工作。現今有很多老年人的活動行事曆，比退休前更充實，他們在服事上仍有很重要的使命。神學家喬伊斯・安・默瑟（Joyce Ann Mercer）寫道：「如果使命是上帝對人（和社群）終其一生的呼召，那麼上帝必然也呼召老年人要有服事和愛人的使命。然而，老年人的生活和使命是與一般人不同的。」[23]

　　身體老化通常是造成這些不同的原因。默瑟寫道，老年人的身體「必然是決定日常現實的首要考量，而且經常被視為受限的因素」。我們的身體和活動，隨年歲的增長而變得緩慢。受傷需要比較長的時間才會治癒，而且我們人生的腳步也放慢了。年輕人會對這樣的緩慢感到沮喪，因為這與他們同時間做多項事務的忙碌生活，背道而馳。默瑟寫道：

> 在緩慢中，很難看見使命。探訪一位失智老人可能意味著我需要投入大量的時間單單與他同坐（或陪他來回踱步）。唯一「發生」（如果這個用詞恰當）的事就是，在上帝和彼此的同在中共享的時間。這樣的時間不一定會引人進入默觀，但必然會使陪伴老年人一起安定在這段緩慢時間的人獲益。[24]

　　負責臨床護理教育的羅瑞・安姆頓（Lori Amdam），列出所有人普遍靈性需要的清單，其中包括生命的目的和意義，以及「貢獻、回饋和感恩的能力」。我們通常不會把

這些靈性因素和失智者聯想在一起。安姆頓認為，照顧者（不論是專業人員、家人或朋友），都需要為失智者找到可以幫助別人的方式。這會使他們即使處在不平靜的情況下，心裡仍有平安。傾聽是一種可以認同另一個人的恩賜。容許人可以大聲說出自己的擔憂，即使聽的人沒有什麼可說，這仍是一種認同。這是失智者能有所貢獻之處。[25]

默瑟寫道，如果我們願意借助老年人傾聽和陪伴的恩賜，我們與老年人相處的時間就有改變。通常驅使我們敘述的事，如家庭和工作，會條理分明地框定出時間，在事件和地點之間不斷進行調整。能幫助我們節省時間的科技和設備十分重要。但她也說，與老年人相處的時間，不再是關乎耗費或節省一樣東西，它反倒成為建立新關係的一個神聖空間。

> 我在探訪老年人時，經歷到時間是一份禮物。它深深重塑了我的人生，我恍然大悟，原來老年人（尤其是罹患阿滋海默病的人，和其他類型的失智者）的使命是將「時間」這份禮物，送給需要放慢腳步的人。這樣一來，接受照顧的人所領受的呼召，與照顧者的呼召就緊密相連……接受〔照顧〕成了日常生活較為常見的部分，但是給予，也在日常生活中不知不覺發生了。[26]

就算在最軟弱、或有最重度障礙的人之中，我們也要

去尋找和發掘上帝的呼召，這會使我們對人的意義和價值有新的認識。上帝對這些人的旨意，可能與實際的工作或活動無關，而是賦予他們能力來喚起忠誠、承諾、正義，甚至是愛。他們也提醒我們，互相依賴是我們的本能需要。默瑟寫道：「上帝呼召老年人接受他人的照顧，也呼召他們經歷上帝的看顧和同在。」[27]

馬利亞‧韋利施最近說到，花時間與失智者相處堅固了她的心靈。當她在大型退休社區行政方面的工作（特別是冷漠的規定）令她筋疲力竭時，她會悄悄「逃」到記憶病房，在那裡放慢腳步，讓她得著深深的滿足。她感覺到自己的心跳逐漸緩和，配合那裡的人不慌不忙的步伐做深呼吸，他們一起經歷了上帝的看顧和同在。[28]

倡導

世界衛生組織在 2017 年的報告中，敦促各國和國際合作夥伴們致力提升失智症識能，建立失智友善的新措施，加速研究和創新，並增加對照顧者的支持。教會作為國際性的機構，可以在這些方面貢獻心力，發揮重大的影響力。

英格蘭教會是發起「失智友善教會」（Dementia-Friendly Church）運動的先驅之一。它在利奇菲爾德教區（Lichfield Diocese）與全國性基督教身心障礙和社區參與的慈善機

構──宜居機構（Livability）──通力合作，發展出使教會成為失智友善教會的各種方法。[29] 他們與英國阿滋海默病協會合作出版了一本實用指南《建立一個失智友善教會》（*Developing a Dementia-Friendly Church*）。[30] 神職人員的訓練，是英國為失智症效力的主要特色。

美國失智友善組織，[31] 是根據英國類似機構的倡導團體，是由企業、療養院、民間組織、政府機關、醫院、教會，和其他特別關注失智者的團體所組成的一個網絡。「阿滋海默病 ACT」和明尼蘇達州內 34 個失智友善社區共同創立了這個群組，於 2015 年由歐巴馬政府正式啟動。它的目標是要提高失智者的生活品質，幫助他們能在地老化（age in place），並對經常未支薪的照顧者提供支持。他們特別關注未受重視者，如住在農村的人、拉丁裔和住在城市附近的非裔美國人。該組織的全國發言人參議員比爾·弗瑞斯特（Bill Frist）說：「我們正在全國各地努力向美國人進行失智症的宣導教育，使企業主和急救人員有能力辨識並幫助那些喪失記憶的人，使罹患阿滋海默病的人和失智者能盡可能延長獨立，以及安全地參與社群生活。」[32] 會眾可以透過加入地方的分支機構來參與。阿滋海默病協會和美國對抗阿滋海默病機構（US Against Alzheimer's），（後者包括由多個信仰團體組成的美國牧者對抗阿滋海默病機構〔US Clergy Against Alzheimer's〕）也提供了很多資源。

擁抱我們的使命

　　長久以來，我們一直認為照顧失智者是一條單行道。隨著失智者認知和理解的技能日益減退，我們一直太在意他們所失去的，而忽略了他們仍擁有許多特質。雖然像阿滋海默病這樣的疾病會導致腦細胞退化，但許多腦部的功能仍持續在發揮作用。例如，只要身體可善加處理，可以繼續保有對巧克力或冰淇淋的熱愛。幽默感可以歷久不衰，比失去的記憶留存更久，只要我們願意去尋找幽默感。克莉斯汀・布萊登提醒我們，定義人一生的自我，永遠不會消失。即使母親再也不記得女兒的名字，母女之間的深情依舊存在。安妮・卡羅里回顧她母親的愛，會在意想不到的時候浮現：

　　　　有時，她坐在椅子上，招手要我靠到她懷裡，直到我
　　　　們的鼻子相碰。她說：「妳永遠不會知道我有多麼愛
　　　　妳。」我回抱著她，告訴她：「妳是我最棒的媽媽。」[33]

　　失智症帶我們走的是困難重重的路，路的終點未必有笑聲、擁抱，甚至平安。失智者需要我們持續照顧，不僅是因為他們受到腦部疾病的影響，還包括受到身體老化需求不斷改變的影響，我們經常為此感到疲憊和空虛。莫名的恐懼令我們難以承受。潔德・安潔莉卡（Jade Angelica）從她罹患阿滋海默病的母親身上，學會如何克服自己對失智症的恐懼，進而使她能完全欣然接受她們的關係。

> 我看到〔失智者〕仍有能力激勵我們、教導我們、愛
> 我們、醫治我們、使我們開懷大笑、和我們做朋友、
> 安撫我們、觸摸我們、激發我們的活力、啟發我們、
> 使我們有力量、原諒我們、培育我們、開啟我們的心、
> 使我們表現出我們最好的部分，使我們的人生有意義
> 和目標。我們可能會很驚訝地發現，原來阿滋海默病
> 患者仍然有能力向我們展示如何謙卑、信賴、勇敢和
> 接受；如何在當下做真實的自己；如何成為無邪、純
> 真、全然無罪。[34]

透過了解，並欣然接受失智症蘊含了救贖的特質，我們才能在生活中看到上帝救贖的大能。當我們被信仰社群中的關懷者、記憶咖啡坊結識的新朋友，以及擁有失智症專業知識的人陪伴時，我們更能領會這救贖大能。我們的旅程帶領我們超越科學，超越神學，超越理智，甚至超越心靈的記憶，完全明白「無論是死，是生，是天使，是掌權的，是有能的，是現在的事，是將來的事，是高處的，是低處的，是別的受造之物，都不能叫我們與上帝的愛隔絕；這愛是在我們的主基督耶穌裡的」（羅馬書 8:38-39）。

反思問題

* 你教會的會友要如何歡迎失智者完全進入社群生活？如何像歡迎或接待其他信徒般接待他們，使他們能同心參與服事？

* 你的會眾願意與其他信仰團體合作，為你的社群提供特別的崇拜聚會或記憶咖啡坊嗎？

* 你的社群如何善用失智者的恩賜？你的信仰社群要如何發現這些恩賜？

* 你的信仰團體可以採用哪些步驟，來因應失智者的多樣化需求？

注釋

1. Christine Bryden and Elizabeth MacKinlay, "Dementia—a Spiritual Journey Towards the Divine: A Personal View of Dementia," in *Mental Health and Spirituality in Later Life*, ed. Elizabeth MacKinlay (New York: Haworth Pastoral Press, 2002), 73.

2. Christine Bryden, "A Continuing Sense of Self Within the Lived Experience of Dementia," presentation at the Seventh International Conference on Ageing and Spirituality, June 4-7, 2017, Chicago, Illinois, accessed June 16, 2017, www.7thinternationalconference.org.

3. Anne Karoly, "Dementia Has Destroyed My Mother's Memory, but Not Her Surety of God's Presence," *Faith & Leadership*, June 27, 2017, accessed March 16, 2018, https://www.faithandleadership.com/anne-karoly-dementia-has-destroyed-my-mothers-memory-not-her-surety-gods-presence.

4. Audrey Scanlan and Linda Snyder, *Rhythms of Grace: Worship and Faith Formation for Children and Families with Special Needs* (Denver: Morehouse Education Resources, 2010), 5-18.

5. Bryden, "A Continuing Sense of Self."

6. James W. Farwell, interview by Dorothy Linthicum, October 30, 2017 at Virginia Theological Seminary, Alexandria, Virginia.

7. *The Book of Common Prayer* (New York: The Church Hymnal Corporation, 1979), 400.

8. James W. Farwell, *The Liturgy Explained* (Harrisburg, PA: Morehouse Publishing, 2013), 17-18, 38-44.

9. Farwell interview.

10. Marjorie Thompson, *Soul Feast: An Invitation to the Christian Spiritual*

Life (Louisville, KY: Westminster John Knox Press, 1995), cited in Sara Robb and Greg Smith, "Church at Home: Small-Group Worship for Isolated Elders," presentation at the Seventh International Conference on Ageing and Spirituality, June 4-7, 2017, Chicago, Illinois, accessed June 16, 2017, https://www.7thinternationalconference.org/copy-of-plenary-speakers.

11. Robb and Smith, "Church at Home."

12. Ibid.

13. Audrey Scanlan, "Transformative Formation Opens Minds and Hearts," *Episcopal Teacher* 30, no. 2 (2018): 15, accessed March 1, 2018, https://vts.myschoolapp.com/ftpimages/95/download/download_2642490.pdf.

14. Beére Miesen, "Care-giving in Dementia: Contours of a Curriculum," *Dementia: The International Journal of Social Research and Practice* 9, no. 4 (2010): 473-489, doi:10.1177/1471301210381680.

15. Sally Quinn, "He was Behaving Differently. He had Lost Something. I was the Only One Who Noticed," *Washington Post*, September 6, 2017, C-1.

16. Memory Café Guidelines: Jytte Fogh Lokvig, "The Alzheimer's and Memory Café: How to Start and Succeed with Your Own Café" (Santé Fe: Endless Circle Press, 2016); "The Massachusetts Memory Café Toolkit" (2016), accessed December 18, 2017, http://www.jfcsboston.org/Portals/0/Uploads/Documents /Memory%20Caf%C3%A9%20Toolkit/Massachusetts%20Memory%20 Caf%C3%A9%20Toolkit.pdf; "The Neighborhood Memory Café Tool Kit" (2012), accessed December 18, 2018, http://www.thirdageservices.com/Memory%20Cafe%20Tool%20 Kit.pdf.

17. Community of Hope International (COH) website, http://www.cohinternational .org.

18. Ibid.

19. Maria L. Wellisch, "A Hope for Community becomes a Community of Hope," presented at the Abundant Living 14th Annual Conference, March 6-8, 2017, Camp Allen, Diocese of Texas.

20. Ibid.

21. COH website.

22. Helen Appelberg on the COH website.

23. Joyce Ann Mercer, "What Does Christian Vocation Look Like for the Elderly?" *The Christian Century*, June 23, 2017, accessed December 20, 2017, https://www.christiancentury.org/article/features/what-does-christian-vocation-look-elderly.

24. Ibid.

25. Lori Amdam, "Spiritual Care for People with Dementia: Practical Tips," Tapestry Foundation for Health Care (presentation September 24, 2012, Vancouver, British Columbia, Canada), accessed December 8, 2017, https://www.youtube.com/watch?v=ccRx5wRrEBo.

26. Mercer, "Christian Vocation."

27. Ibid.

28. Maria Wellisch, telephone interview by Dorothy Linthicum, December 15, 2017.

29. Robert Friedrich and Robert Woods, "Developing Dementia-Friendly Churches," *Journal of Dementia Care* 24, no. 5 (2016): 18-20.

30. *Developing a Dementia-Friendly Church: A Practical Guide*, accessed January 2, 2018, https://cofehereford.contentfiles.net/media/assets/file/Dementia-Friendly-Church-Guide.pdf.

31. Dementia Friendly America, DFA, http://www.dfamerica.org.

32. "Dementia Friendly America Initiative Launches in Communities Across the U.S., from Maryland to California," US Against Alzheimer's, accessed December 18, 2017, https://www.usagainstalzheimers.org/press/dementia-friendly-america-initiative-launches-communities-across-us-maryland-california.

33. Karoly, "My Mother's Memory."

34. Jade Angelica, "Seeing the True Value of Our Loved Ones with Alzheimer's When Our Vision Is Blurred by Tears," *Huffington Post*, March 30, 2015, accessed January 2, 2018, https://www.huffingtonpost.com/jade-c-angelica/alzheimers-dementia-value_b_6563906.html.

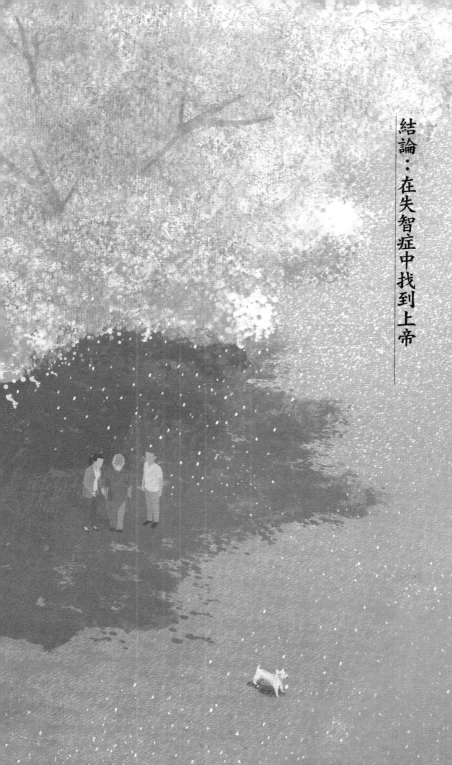

結論：在失智症中找到上帝

失智者的生活，通常就是回過頭去、循著原路、尋找失物。羅伯特‧愛奇利指出：「許多重度失智者可能沒有辦法告訴你他們是誰、人在哪裡，或他們周圍的人是誰，但他們身上仍然展現許多我們最看重的人格特質——以恩慈待人，傾聽他人的人生故事，和彼此關心。」[1]

　　愛奇利在《靈性與老化》一書中，明確指出靈性的三種基本形式：對當下的強烈意識、對個人的自我超越，以及與所有生命、宇宙、上帝或存在的巨大網絡連結的感覺。[2] 失智者明明有我們避之唯恐不及的狀況，卻又能如此輕易地進入一種或一種以上的靈性形式，是不是很諷刺？

對當下的意識

　　失智者似乎能夠完全活在當下。他們一次又一次地呼喚我們回到當下。即使生活在一個完全顛倒的世界裡，被孤獨、不確定性和陌生人的恩慈所充滿，他們就是現在的自己，無所歉疚。如果我們放慢腳步，進入他們的世界，一開始我們或許會感受到他們的焦慮和恐懼。然而，如果細心傾聽，我們可以從他們身上學到如何在未知中生存，有時帶著優雅和尊嚴，有時固執且意氣用事。失智症並沒有改變他們的身分，但如果我們看得不夠仔細，它反倒遮蓋了他們的身分。

＊＊＊

　　渴望回家是失智者共同的意念。雖然我並不確實知道，但我想，我母親在心境上和三度空間裡，一直在尋找她熟悉的地方。她經過鏡子前時，會去尋覓似曾相識的那張臉。當她望向窗外，會仔細察看是否有一個人、一種走路方式、一個地方，能讓她想起記憶中的家。

　　母親去世的前幾週，和 21 歲的孫子約翰共進晚餐。他們之間的關係一向充滿玩樂，也不排斥惡作劇。晚餐時，有一塊麵包屑掉落在她的盤子旁邊。她小心翼翼地把它撿起來，放在約翰的盤子旁邊。約翰盯著她，故意把那麵包屑又移回到她的盤子。她嘆了口氣，眼睛往別處看，與我們輕鬆交談。隨後，在沒有低頭看的情況下，又慢慢地用手把那塊麵包屑，推回到約翰那裡。

　　約翰毫不遲疑，隨即又慢慢地將麵包屑推回到她那裡。頓時兩人哈哈大笑起來。他們的心情大大感染了我們，於是我們在歡笑和陪伴中結束晚餐。至少有一些時刻，媽媽是在家的，一切都很好。

——多蘿西

＊＊＊

對個人自我的超越

在忙碌的生活中，那些沒有失智症症狀的人，通常花太多時間瞻前顧後。他們仰賴線性時間，在需要靠忍耐渡過令人不快的時刻中，這樣的時間觀念可以成為一份禮物。只要他們可以忍耐，無論發生什麼事，最終都會結束。

同時，線性時間的觀念也經常支配人的思想，限制他們去想像上帝是誰、上帝是什麼，以及上帝在哪裡。當然，上帝可以輕易從一個空間移到另一個空間，祂是全知和全能的。如果人能夠跳脫目前的現實，進到非線性的時間觀念，就可以掙脫先入為主的想法，更明確地看清情況或事件；就有機會重新評估過往的事件，從中獲得新的觀點，並可能找到機會糾正錯誤。那些失智者（有些人將他們描述為失去人性的人），有能力超越目前的狀態，進入另一個現實，在一個經常充滿困惑的世界中，這另一個現實是有意義的。他們進入的這個新境地，通常令他們感到舒適和愉悅。

在第一章，我們提到一個很受歡迎的 YouTube 影片，講到失智症不會抹殺對音樂的長期記憶。這個影片也舉例說明，音樂如何幫助無論處在哪個社會階層的人，超越目前的現實，進入另一個喜樂和愛的空間。[3] 這個影片的主角名叫亨利，多年來他一直沉默寡言。音樂開啟了他的記憶，於是他開始談論愛在這世界所展現的大能。一個用愛形塑

的世界,也許比亨利生活了這麼多年的寂靜之地,更接近上帝真正的國度。也許藉著與他人一起進入另一個現實,我們會發現,自己正立足於聖地。

與所有生命連結

失智者似乎很容易與宇宙和上帝連結,他們對於過去心中可能一直充滿的問題和疑慮,已不太感興趣。安妮‧卡羅里描述她母親與上帝的關係,她寫道:

> 我照顧媽媽已經六年了,我看著她的記憶和能力消失。但我對存留下來的東西感到驚奇:她確信上帝存在於她的生活中……。她並不是一個負擔,我這麼說是認真的。我很榮幸能如此近距離目睹她的失智症和她堅定的信仰……。我問她我們去教會的理由,媽媽說:「是去跟耶穌說話,去分享我們的愛。」她可能已經忘記如何打扮自己,但是她並沒有忘記這點。[4]

普遍的靈性需要

臨床護士羅瑞‧安姆頓說,人與人之間的關係,對人的靈性健康非常重要。她明確指出六種普遍的靈性需要,[5]適用於所有人,不單單是失智者。這些需要是:

1. 人生有目的和意義

2. 與他人保持連結：受到尊重和重視；有歸屬感；和
   被認識

3. 愛與被愛

4. 有盼望，有安慰，以及心靈的平靜

5. 能付出、回饋，以及感恩

6. 能原諒，與人和好

　　安姆頓說，當這些需求得到滿足時，靈性就會健康。
「當你聽到有人一次次呼求『幫助我吧！』或『我什麼時候
才能回家？』，或者是當你看到有人想要逃避時，我們知
道那是靈性痛苦的表現。」⁶ 如果我們將靈性視為一種資源，
它便可以成為一股力量，給人盼望。安姆頓相信，照顧者
能發掘人的靈性，辨識出過去曾給人力量和盼望的人，幫
助那些過去曾成功面對疾病、痛苦或失落的人，重拾過去
所做的事。

　　在第五章的前面部分，我們引用了理查‧羅爾所描述
的兩個人生任務：首先是建立一個「容器」或身分，其次是
「找到這個容器應當容納的內容」。⁷ 羅爾強調，建立身分
和一個更有凝聚力的自我，極為重要，但他卻隻字未提完
成人生任務需要理性。

　　與不同階段的失智者相處之後，我們覺得失智症未必

會減損他們從經驗得到的智慧。失智者最終可能無法用言語表達他們的智慧,但他們可能可以用其他方式表現,期間穿插著偶有清楚用言語表達的時刻。照顧者和其他人是否能獲取這種智慧的價值,取決於他們與失智者相處時,對失智者的觀察和傾聽。如果我們願意花時間去觀察,失智者其實仍在填充他們的人生容器,正在完成他們的人生任務。

我們的收穫

在我們寫這本書、走過一趟發現之旅後,現在我們到達哪裡?我們學到什麼呢?在前言中,我們描述了多蘿西對詹姆斯·古德溫醫生將阿滋海默病描述為學習障礙的反應,以及她是如何聽從羅伯特·愛奇利的呼召,去尋找真相並面對它。同為作者的我們,在旅途中並肩同行,亦師亦友。

我們更意識到語言的力量,這幫助我們更懂得去尊重那些將記憶喪失和失智症視為老化的人。他們把對腦部疾病的恐懼轉移到老化上,導致迴避了上帝所命定的這個特殊的人生階段。我們也更加留意使用「阿滋海默病」這個專有名詞。一般來說,我們對造成失智症的疾病仍未有全盤的了解。例如,為什麼被認為會破壞神經元的相同斑塊,也會出現在一些沒有阿滋海默病病症的人腦裡?為什麼這

種疾病對確診者平均餘命的影響如此不同？我們不會逃避現實，或避而不談失智症相關疾病所造成的痛苦，但我們確實改變立場，不再自行診斷，或在我們沒有具備知識的情況下發表意見。

我們要以更開放的心胸，去考慮與記憶喪失和失智症症狀有關的其他選擇。對大多數人來說，喪失部分記憶是老化的一部分。人到了七十多歲，心理檔案櫃已被塞得滿滿了。一時找不到某個因為久未使用而想不起來的字詞或名字，這一點都不要緊。如果停止搜尋，那個名字或字詞通常會在他們的潛意識把它發掘出來後，突然出現。找不到鑰匙也是同樣道理。大多數人開始帶鑰匙之後，都曾將鑰匙放錯地方。但現在他們卻歸咎於年齡，而不是怪自己在放置時不夠專心。過去這一年，我們變得比較不會對他人和自己過度苛刻及期待。

我們變成更好的傾聽者。我們努力要用心靈傾聽。我們努力要濾除自己對失智症的經歷，這些經歷與有瑕疵、充滿懊悔、內疚、憤怒和解脫的情緒以及記憶，密切相關。當我們感覺到這些情緒悄然進到我們對某人故事的反應時，我們會特別留意，並將它們擱置一旁，稍後再去處理。

詹姆斯・古德溫的看法有對，也有錯：失智症不是一種學習障礙，但我們為失智症冠上污名，就貶低了失智者。當我們想到、並談到記憶喪失的人時，我們會發現，他們

與一般身心障礙者有相似和共通之處。約翰‧斯溫頓指出：「嚴重身心障礙的人和失智者情況相同──他們都是其他人投射的對象……。我們將自己喪失的投射到這些人身上。」他問道：「既是一個完整的人、卻又同時有嚴重的身心障礙，這是什麼意思呢？」斯溫頓（和古德溫一樣）將失智者包括在一般身心障礙者的類別中。[8]斯溫頓說：

> 就身心障礙者或失智者來說，問題在於，你最先想到的是這些人不理性，他們依賴人，他們需要有人照顧──所以他們沒有用，他們不算是人。但實際上，我們每一個人都只是在人際關係之中的人；身心障礙者提醒了我們自己的身分。[9]

　　如我們在第四章提到的，其他神學家已就身心障礙者，如何完全融入教會會眾中提出意見。神學家南希‧艾斯蘭德和唐恩‧撒利爾斯（Don Saliers）使教會對崇拜儀式、經文釋義，和用於身心障礙者的聖經醫治儀式，有了新的理解。撒利爾斯描述在明尼蘇達州中南部聖約翰修道院舉行的一次醫治聚會，參加的是幾位住在修道院診療所的老修士。他們圍成一圈，坐在內圈的椅子上，椅子之間留有配合他們各種身心障礙需要的空間。在膏抹儀式即將開始之際，坐在外圈的人應邀上前為坐在內圈的人按手。

> 當祝福的膏油塗抹在這些長者的手和額頭上時，我們其他人緊接著用簡單的話為整圈的長者祝福。這

需要時間。像是一段慢板的舞蹈。一個令人讚嘆的圈子……。眼淚和膏油的芳香，交織在這洋溢明亮祝福的舞蹈節奏裡。[10]

艾斯蘭德和撒利爾斯提到：「如果將各種不同類型的身心障礙者置於神學教育的中心，而非邊緣（他們經常被降為邊緣人），這些問題、見解和觀點，將會有所進展。」[11] 我們要**跟**身心障礙者（包括失智者）**談話**，而不是單方面**談到**他們。

第七章提到，有一些很棒的教材來源可以用在規劃和調整失智者的崇拜儀式，例如，為自閉症光譜特質兒童開發的資源。我們知道阿滋海默病患者和剛剛開始展開人生旅程的兒童，他們之間有巨大的差異。不過，他們對崇拜儀式有相似的需求：較短的聚會、清晰的語言、簡單的句子，和能四處走動的自由。音樂對這兩群人都至關重要，但音樂的挑選，需要根據他們的傳統和喜好做適當調整。

同時，我們不想貶低其他與失智症相關問題的重要性，例如喪失邏輯、健康狀況不佳，以及在記憶喪失和身心障礙之外的個性改變。這些改變使照顧者付上額外的代價，也對初期和晚期失智者增添更多混亂。

我們發現，在兒童、青少年和年輕人事工中所學到的知識，也適用於老年人。長輩們經常告訴我們，他們不想

有「差別待遇」。也許我們應該更努力地跨越年齡的界限，不是把單一年齡層的聚會轉變成多代參與的聯合聚會，而是將我們從一個年齡層群組所獲取的心得，應用到另一個年齡層群組。主要適用於兒童的基督教兒童培靈課程 Godly Play，現在已分成多個級別用於成人課程。羅貝卡・邁可藍（Rebecca McClain）在其著作《優雅養成》（*Graceful Nurture: Using Godly Play with Adults*）中，詳細介紹了這個改編自 Godly Play 的成人創意課程。全美各地有很多為衰弱的長者和失智者講述故事的人，都使用 Godly Play 的故事，因為該課程所用的「手工製品」，也就是故事人物和場景的道具，可以幫助聽者與故事保持連結，雖然他們有時會神遊。[12]

Godly Play 的創辦人傑榮・貝瑞曼（Jerome Berryman），多年來一直從事兒童靈性研究，他認為，我們這些在教會的人過於依賴詞彙，尤其是「教會」術語的使用，如洗禮、聖約、認罪和神學。他的論點是，所有人，無論年齡或身體狀況，都經歷過上帝和上帝的同在。我們領受的呼召就是，不管人是否能以任何方式談論或描述這些經歷，都要尊重這些經歷。貝瑞曼說，當言語已無法傳達某人與上帝的經歷時，也許我們需要去觀看、去傾聽，並與那個人同在，學習去了解他（她）知道什麼。[13]

如果我們將恐懼擱置一旁，就更容易在周圍的每個人

身上找到基督。多蘿西還是一位年輕媽媽時，就開始每週一天在德蕾莎修女辦的愛滋病弟兄之家做義工。負責這所愛滋病之家的修女們，個個展現出平凡中的不平凡。她們選擇過簡樸生活，從早上醒來以後到晚上入睡之前，單單事奉和讚美上帝。她們接待每一個進到愛滋病之家的人，無論他們是來拖地、洗衣，還是身患重病，她們都期待在每一個訪客身上找到基督。

當我們容許禱告來形塑我們的期待時，我們便能在失智者身上看見基督。透過在別人身上找到基督，我們也開始發掘在我們裡面的基督。

＊ ＊ ＊

我父親住在退休社區不對外開放的側區，大部分時間，他以為自己是在一間與他在奧克拉荷馬州浸信會教會設施類似的教會育樂活動中心。他很訝異，竟然會有人如此和善地幫助他，而且願意每餐都與他分享他們的食物。我很感謝這間衛理公會之家的工作人員，特別是那些以恩慈和尊重照顧他的移民照顧者。

這間衛理公會之家離我的辦公室很近，我每天都可以不定時抽空去看他。通常到那裡我都有一件計畫要做的事。今天我要給他剪頭髮，或為他修剪指甲，或者陪他出去散散步。但他最終教了我一件事：最好的探訪是沒有計畫要做什麼事。

當我走到他面前，他的臉上洋溢著燦爛笑容。他不確定我是誰，隱約認為我可能是他的妻子，但他知道他愛我，我也愛他。在沒有做什麼事的日子裡，我們多半會坐在一起。在斷斷續續沒有交集的簡短談話之後，我們便不發一言地坐著。爸爸偶爾會打瞌睡，醒來之後仍帶著他最初向我打招呼時的燦爛笑容。一段時間之後，我完全進入與他同在的情境，我的思緒安靜下來，不再翻騰。

　　父親去世後，我才意識到自己非常想念我們一起靜默的時刻，那是難以重溫的一種豐富。我仍然可以用我心靈的眼睛看見他的笑容，然後我才意識到，原來我也在笑。

──多蘿西

＊＊＊

　　當我們害怕時，上帝在哪裡？在青少年事工中，「年輕人永不孤單」是青年領導者一再強調的真理。在人日漸變老、面對重重困難，甚至罹患失智症時，也許這個信息需要成為對他們嘹亮的呼籲。我們永不孤單。就算我們感受不到，或根本無法談論上帝的同在，上帝仍一直與我們同在。保羅在羅馬書 8 章 38-39 節寫道：「因為我深信無論是死，是生，是天使，是掌權的，是有能的，是現在的事，是將來的事，是高處的，是低處的，是別的受造之物，都不能叫我們與上帝的愛隔絕；這愛是在我們的主基督耶穌裡

的。」

　　現在是將注意力放在盼望的時候了，不要把焦點放在喪失的記憶，以及大多數人自蹣跚學步以來一直在尋求的掌控力。每個人仍是上帝的創造，不分年齡，都是美好的。保羅所描述的愛來自上帝，祂愛著活在現在的人，並不是指活在過去的人。

重現我們生命的風貌

　　最近維吉尼亞神學院有一位學生，以約翰福 12 章 24 節為題材講道：「我實實在在地告訴你們，一粒麥子不落在地裡死了，仍舊是一粒，若是死了，就結出許多子粒來。」她指出，許多聽她講道的人都曾經歷某種轉變。「人生路途中，我們都曾將一些事物埋在地裡，為的是要讓一粒麥子能結出許多子粒。這是我們生命復活的現實之一。不僅是在我們最重大和最明確的時期可以經歷到生與死，就是在日常的生活點滴中，我們也可以經歷生與死，例如，我們放棄某樣東西，或讓某樣東西從我們的生活裡消失，騰出空間，讓上帝的恩典在我們的生命裡活潑成長。」[14]

　　失智者通常不能掌控自己住在哪裡、什麼時候起床、吃什麼東西，或可以和誰見面。他們必須埋葬他們生活裡再也無法控制和記得的部分。然而，他們邀請我們加入他

們，活在當下，在超越我們世界的另一個現實中，與他們共舞，並與上帝建立親密的關係。他們請求我們把負面的意見、判斷、期待或目標，全都埋在地裡，好讓每個人都可以活在他們現在找到自己的地方。最後，他們也請求我們欣然接受復活的盼望。因為這樣做，上帝可以為我們所有人重現失智症應有的風貌。

注釋

1. Robert Atchley, *Spirituality and Aging* (Baltimore: The Johns Hopkins University Press, 2009), 42.

2 Ibid., 2.

3. "Manin Nursing Homereactsto Hearing Musicfrom His Era," YouTube, musi-candmemory.org. https://www.youtube.com/watch?v=fyZQf0p73QM (accessed November 6, 2017).

4. Anne Karoly, "Dementia Has Destroyed My Mother's Memory, but Not Her Surety of God's Presence," *Faith & Leadership*, June 27, 2017, accessed March 16, 2018, https://www.faithandleadership.com/anne-karoly-dementia-has-destroyed-my-mothers-memory-not-her-surety-gods-presence.

5. Lori Amdam, "Spiritual Care for People with Dementia: Practical Tips," Tapestry Foundation for Health Care (presentation September 24, 2012, Vancouver, British Columbia, Canada), accessed December 8, 2017, https://www.youtube .com/watch?v=ccRx5wRrEBo.

6. Ibid.

7. Richard Rohr, *Falling Upward* (New York: Jossey-Bass, 2011), xiii.

8. Chelsea Temple Jones, "Interview with John Swinton," *UC Observer*, February 2013, accessed November 14, 2017 http://www.ucobserver.org/interviews/2013/02/john_swinton.

9. Ibid.

10. Don E. Saliers, "Toward a Spirituality of Inclusiveness," in *Human Disability and the Service of God: Reassessing Religious Practice*, ed. Nancy L. Eiesland and Don E. Saliers (Nashville: Abington Press, 1998), 19-20.

11. Nancy L. Eiesland and Don E. Saliers, eds., *Human Disability and the Service of God: Reassessing Religious Practice* (Nashville: Abington Press, 1998), 16.

12. Rebecca McClain, *Graceful Nurture: Using Godly Play with Adults* (New York: Church Publishing, 2017).

13. Jerome Berryman, *Godly Play: An Imaginative Approach to Religious Education* (Minneapolis: Augsburg Fortress, 1995) .

14. Samantha Gottlich Smith, "Bury it in the Dirt. Let it Die," senior sermon preached at Immanuel Chapel, Virginia Theological Seminary, September 9, 2016.

延伸閱讀

著作

Kathy Berry. *When Words Fail: Practical Ministry to People with Dementia and Their Caregivers*. Centennial, CO: Faith Happening Publishers, 2016.

網站

Spirituality and Dementia:

http://www.spiritualityanddementia.org

Older Adult Ministry Resources (Virginia Theological Seminary):

https://www.vts.edu/page/center-for-the-ministry-of-teaching/older-adult-ministry-resources

Free online booklets from Methodist Homes (MHA) in England:

Growing Dementia-Friendly Churches

https://www.mha.org.uk/files/6013/8900/8979/Spiritual_Care_and_ People_with_Dementia_2011.pdf

Spiritual Care and People with Dementia: A Basic Guide

https://www.mha.org.uk/files/6013/8900/8979/Spiritual_Care_
and_People _with_Dementia_2011.pdf

Worship and People with Dementia

https://www.mha.org.uk/files/2314/1105/5961/17578_
Dementia_Worship _NEW_2014_v2_12.09.pdf

Visiting People with Dementia

https://www.mha.org.uk/files/9914/1105/5872/17578_
Dementia_Visiting_NEW_2014_v4_12.09.pdf

關於財團法人台北市瑞智社會福利基金會

宗旨：幫助及陪伴失智者與其家庭，讓他們在困難中有盼望，並提升生活品質與尊嚴。

使命：扶持失智症家庭，推動瑞智友善社區。

失智症被稱為世紀之症，全世界每 3 秒鐘增加一位失智者。許多家庭正在承受失智症的辛苦，有些人因不了解而歧視甚至排斥他們，導致失智者與照顧者無法在社區自在生活。所以，失智症不只是醫療與照顧的問題，而是失智者本人、家庭、社區甚至整個社會的課題。

失智家庭所遇到的困境是：就醫的需求、就醫的挑戰、失智者拒絕照護、面對失智者異常行為的衝擊、家屬間的衝突、家庭財務的困境。

我們思考能為他們做些什麼呢？我們期望能結合眾教會及社區的力量一起投入，以耶穌基督無條件的愛去關懷失智者家庭。

推展失智症關懷與照護至台灣遍地

二〇一三年十月，一群在失智症醫療照護領域的專業人士以及教會牧者，聚集一堂共同為台灣失智症的需要禱告，開啟了瑞智事工。開始到各教會講授如何認識、關懷與照顧失智者，也呼籲關顧對象不只是失智者，家屬與家庭關顧同樣重要。

二〇一九年瑞智事工邁入第七年，因深感失智家庭與需求正急速增加，必須成立專責基金會，集合更多力量資源幫助失智家庭，於九月十一日成立瑞智基會，創立之後需求與回應如浪潮，基金會做的事也越來越多元：

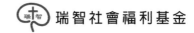

- **瑞智友善社區研習會**：讓教會及社區認識失智症，使失智家庭在教會及社區被接納與關懷
- **服務據點研習會**：透過講座宣導失智症相關知識，喚起大眾重視失智議題
- **家屬訓練班**：提升家屬對失智症的認知，讓失智家庭及早獲得幫助
- **志工訓練班**：協助教會及社區關懷據點培訓關懷志工
- **家屬支持團體 —— 甘泉咖啡坊及葡萄園地**：失智者及家屬的心靈照護支持團體
- **家屬支持團體 —— 行動甘泉咖啡坊**：志工探訪不能前來甘泉咖啡坊的失智者及家屬
- **教會瑞智主日**：每年的九月二十一日是國際失智症日，將九月二十一日前一個星期天訂為瑞智主日，所有教會這一天為失智家庭禱告
- **與台灣失智症協會一起舉辦國際失智症月活動**
- **經營網路社群**：面對新媒體的時代，在原本的事工基礎之上，期待透過經營網路社群，用文字與影像，更廣更深地分享知識與經驗，提供更多專業及心靈上的關懷。每個教會都成為瑞智友善教會，每個社區都成為瑞智友善社區，推展失智症關懷與照護至台灣遍地
- **出版**：2021年出版《咖啡香中遇見愛：跟著瑞智認識失智》（大好出版社）；2022年出版《恩典依舊：上帝眼中的失智者》（瑞智社會基金會）

成為失智家庭的陽光

我們需要得著社會更多的支持，希望藉由您的捐助，幫助失智者及家庭，推動失智友善社區及全台灣失智識能教育，減輕失智家庭的衝擊，陪伴他們走過這段漫長的路程。

捐款方式

【網路捐款】

使用手機 QR CODE APP 掃描下圖→ 連線至捐款頁面→ 輸入捐款資訊→ 確認資料→ 完成捐款

【銀行匯款】

戶名：財團法人台北市瑞智社會福利基金會

銀行：中國信託銀行 復北分行

銀行代碼：822

帳號：218540153542

＊ 如需開立收據，請來電 (02)2545-9079 分機 807 告知捐款帳號後 5 碼及捐款人資料

＊ 非中國信託匯款帳戶，請愛心捐款人自行負擔手續費 30 元

【郵政劃撥】

財團法人台北市瑞智社會福利基金會

帳號：50434631

＊ 請清楚填寫寄款人姓名、寄件地址、聯絡電話

【信用卡單筆 / 定期捐款 (紙本授權)】

請於下方檔案連結下載捐款刷卡授權書

＊ 可來電索取或自行至官網下載「捐款刷卡授權書」，填妥後請傳真：(02)2545-9073，並來電 (02)2545-9079 分機 807 確認傳真是否成功。

捐款

臉書

官網

有智一同！失智照顧路上，瑞智感謝有你同行！

我們也需要更多人力的加入，
志工招募對象：凡年滿 16 歲，具服務熱忱者。

服務內容：

- **直接型服務**：支援講座／工作，協助照顧陪伴失智者。
- **間接型服務**：協助義賣活動、其他小型活動、整理物品等
  行政事務。
- **大型活動服務**：如瑞智主日、研習會、家屬訓練班等。
- **專業服務**：提供攝影、直播、影音剪輯、社工、職能治療師、
  法律、護理師等專業服務。

來自瑞智基金會的邀請：

對幫助失智者及其家庭有負擔的您

想在志願服務嘗試不同挑戰的您

陪伴瑞智家庭，走過漫長的路程

成為這些家庭的陽光

志工招募

國家圖書館出版品預行編目資料

思典依舊：上帝眼中的失智者/多蘿西‧林希康
(Dorothy Linthicum), 珍妮絲‧希克斯(Janice
Hicks)著；游紫萍譯. 初版. —臺北市：
財團法人台北市瑞智社會福利基金會, 2022. 01
　面；公分
譯自：Redeeming dementia : spirituality,
theology, and science
ISBN 978-626-95594-0-4 (平裝)

1.基督徒2.信仰治療3.老年失智症

244.92　　　　　　　　　　110021437

恩典依舊：上帝眼中的失智者
Redeeming Dementia: Spirituality, Theology, and Science

作　　　者：多蘿西‧林希康（Dorothy Linthicum）、珍妮絲‧希克斯（Janice Hicks）
譯　　　者：游紫萍
審　　　訂：吳炳偉、徐文俊
主　　　編：張恩加
封面設計：羅麗珍
內頁美編：楊玉瑩

出　　　版：財團法人台北市瑞智社會福利基金會
董 事 長：徐文俊
統　　籌：張真貞
企　　宣：陸怡
聯絡地址：105臺北市松山區復興北路427巷36號1樓
服務信箱：alzheimers.tw@gmail.com
服務電話：02-25459079
訂購傳真：02-25459073
法律顧問：平安恩慈法律事務所 陳守煌律師

一般通路經銷：貿騰發賣股份有限公司　電話02-82275988
基督教通路經銷：財團法人中國主日學協會 電話02-25711144

2022年1月 初版一刷
定　　　價：新台幣380元